中南经济论丛

ZHONGNAN JINGJI LUNCONG

林相森 著

教育部人文社会科学研究规划基金项目
"我国医疗服务利用公平和可及性公平研究"资助

我国医疗服务领域的效率与公平研究

WOGUO YILIAO FUWU LINGYU DE

XIAOLU YU GONGPING YANJIU

U0351818

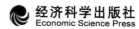

经济科学出版社
Economic Science Press

图书在版编目（CIP）数据

我国医疗服务领域的效率与公平研究/林相森著.
—北京：经济科学出版社，2015.12
（中南经济论丛）
ISBN 978 – 7 – 5141 – 6533 – 3

Ⅰ.①我…　Ⅱ.①林…　Ⅲ.①医疗卫生服务 – 研究 –
中国　Ⅳ.①R199.2

中国版本图书馆 CIP 数据核字（2016）第 011782 号

责任编辑：周秀霞
责任校对：杨晓莹
责任印制：李　鹏

我国医疗服务领域的效率与公平研究
林相森　著
经济科学出版社出版、发行　新华书店经销
社址：北京市海淀区阜成路甲 28 号　邮编：100142
总编部电话：010 – 88191217　发行部电话：010 – 88191522
网址：www. esp. com. cn
电子邮件：esp@ esp. com. cn
天猫网店：经济科学出版社旗舰店
网址：http://jjkxcbs. tmall. com
北京汉德鼎印刷有限公司印刷
三河市华玉装订厂装订
710 × 1000　16 开　13.25 印张　190000 字
2016 年 2 月第 1 版　2016 年 2 月第 1 次印刷
ISBN 978 – 7 – 5141 – 6533 – 3　定价：40.00 元
（图书出现印装问题，本社负责调换。电话：010 – 88191502）
（版权所有　侵权必究　举报电话：010 – 88191586
电子邮箱：dbts@ esp. com. cn）

前 言

日益重要的健康和医疗服务

医疗服务与其他产品或服务有很大的不同，它所影响的是人的健康水平，健康对于一个人的重要性要远远高于一般的商品和服务。

如果把健康水平（H）也放进一个人的效用函数中，相对合理的函数形式应该是：

$$U(X_1, X_2, \cdots, X_n, H) = H \cdot (\psi_1(X_1) + \psi_2(X_2) + \cdots + \psi_n(X_n))$$

如果不考虑健康水平对效用的而影响，上式两边都去掉H，就得到了不考虑健康水平的常见的个人效用函数。该效用函数主要包含两层意思：第一，健康和商品和服务之间有一定的替代性，增加产品和服务的消费或者提高健康水平都可以使一个人获得更高的效用；第二，如果健康水平为0，即使消费很多产品和服务，个人的效用水平为0，也就是说，二者的替代性是有条件的，产品和服务给个人带来效用的前提是这个人的健康水平显著高于0。

显然，该效用函数所蕴含的含义与现实是高度一致的。此时，健康水平H对个人效用的影响比一般的商品和服务的影响更重要。而医疗服务——通过各种医疗产品和技术干预一个人健康水平的波动过程，达到降低或者化解负向健康

冲击的目的，是将个人健康维持在一定区间内的常用甚至是
必要手段。

随着医学的发展，医疗服务对健康水平的干预能力越来
越强。医疗服务与健康水平之间的关系越来越紧密。由于它
们二者之间的相互作用，医疗服务对个人的效用可以产生间
接的，但可能是巨大的影响。与其他产品或者服务相比，医
疗服务的特殊性就在于对个人的效用或者福利的影响可能是
非常巨大的，能够让个人的生活质量发生急剧的改变。

健康或医疗服务对一个人的福利有如此特殊的影响，一
个社会的医疗系统的效率和公平因此被大多数人所关注。尤
其是随着社会的进步，物质生活水平的大幅提高，该效用函
数中等式右边表示来自于一般产品和服务的效用，即
$\psi_1(X_1) + \psi_2(X_2) + \cdots + \psi_n(X_n)$，其值越来越大，H 的波
动对个人效用影响变得更加显著。

正是由于这个原因，几乎所有的发达国家都高度重视医
疗服务系统的效率和公平问题。但不幸的是，医疗服务的效
率和公平问题是世界性难题，医疗系统的改革是一项复杂的
系统工程，目前还没有一个持续成功的模式。这种困境也是
理论上公平与效率的天然矛盾的现实表现。

随着中国经济的持续快速增长，人们生活水平有了极大
的提高，由一般商品和服务消费所产生的效用越来越大。这
使得健康水平的波动以及医疗服务的数量和质量对个人福利
的影响越来越重要。我国医疗系统的效率和公平问题，开始
受到空前广泛的关注。

现实的难题

自 20 世纪 80 年代我国的医疗体系市场化改革以来，医
疗费用的上涨态势很明显，全国卫生总费用上升的速度超过
了 GDP 的上升速度，医疗产品和服务成为居民消费的重要

内容之一，与此相关的问题成为社会热点。特别是近几年来，我国居民的医疗问题凸显为非常受关注的几大焦点之一，各收入阶层的人都抱怨看病贵、看病难，指责我国医疗卫生系统效率低下、公平性很差，对我国医疗服务体系和医疗保障体系的责难越来越多，改革的呼声越来越高。近来，我国政府已经在医疗体制改革方面有了一系列比较大的动作，指导性和操作性政策相继出台。

对于新体制、新政策的运行效果，人们充满期待。但是，医疗体制本身的复杂性提醒我们不能过于乐观。从各国的历史经验来看，迄今为止，尚没有哪个国家或地区找到了有长期和普遍借鉴意义的成功方案。因此，从经济学角度深入、细致地研究我国医疗市场中的相关问题，是探索适合我国当前及未来一段时期内特殊国情的具体医疗改革方案的一项重要和必要的工作。

我国医疗服务系统效率和公平程度不高的原因是什么？包括政府官员、学术界、医疗行业内的人士，以及普通的群众都对这些问题提出了不尽一致的解释，虽然基本上都把矛头指向现存的医疗体系（包括医疗服务体制、医疗管理体制和医疗保障体制）。到底应该怎么改革才能解决问题呢？改革的重点又应该在何处呢？在这种实际问题上，各方人士更是难达共识、各执一词，因宿迁市医疗改革而把应该保持国有化还是私有化医疗机构的争论推向一个阶段性的高潮就是一个很鲜明的例子。

对于这一现实的难题，历史经验的作用也是有限的。曾经出现的医疗体制的各种具体形态都不能提供现成的解决方案，没有哪一种医疗政策体系取得过持久的成功。

与我国相比，发达国家的医疗、保险等相关制度有比较长的发展历史，已经达到相对稳定和成熟的状态，这些国家也在如何使用包括市场机制在内的各种手段调整国民经济方面有相当多的经验。因此，按照常理，研究他们的医疗、保险制度，应该可以为我国的医疗体系改革找到可供借鉴的"模板"。

不幸的是，环顾一下世界上主要的发达国家，虽然它们的强大经济地位和实力昭示了它们在发展经济方面的成功，然而，它们也面临着跟我们相似的困难。医疗系统的顺利、高效运行成了一个世界范围的难题，成了令相对富裕得多的发达国家也倍感棘手的问题。在英国、德国、加拿大等全民享有社会医疗保险的国家，对医疗服务质量和治疗及时性的抱怨从来都没有停止过，而且，即使这样一个尚不令人满意的系统，也已经难以为继了，政府财政越来越显得单薄，不堪日益膨胀的医疗开支这个重负。在美国这样倚重市场机制和社会化供给的国家里，对它的医疗体系的批评尤其多，它被称为成本高、效率低、公平性差的典型（Blendon et al.，2003；Frist，2005）。最近，英国等高福利国家开始尝试私有化医疗机构、提高医疗费用的个人支付比例，而美国则开始扩大非商业医疗保险的覆盖范围。虽然很难预测这些局部自我否定和初步改革措施的结果及其未来的发展态势，但它至少告诉了我们：那些国家现有的制度都是不应该被简单效仿的，没有哪个国家能够向我们提供现成的模板。

我国20世纪80年代之前的全民医保、医疗机构全面国营的医疗体系曾取得了令人瞩目的成就，曾被世界卫生组织作为成功的典范。这个体制是在计划经济的大背景下形成的一个相对成熟的医疗卫生体系，它有高医疗保障率、政府集权式管理、重预防和城乡制度差异化等特点。不过，这个医疗体系的成功是以当时特殊的历史背景为条件的。由于人民的生活水平还不高，居住和卫生条件还不够好，当时对社会影响比较大的主要是一些流行病，而政府非常强调疾病的预防，正好抓到了要害。相对来说，控制流行病的成本低，容易取得明显的成效。尽管此时期内我国医疗服务人员整体的专业素质按照现在的标准来看是比较低的，但对于当时以预防为重点的医疗卫生工作来说基本能够满足要求。

80 年代以后，农村和城市的经济改革释放了国民经济的活力，居民的收入不断增加，卫生条件不断改善，生活质量不断提高。作为这些社会变化的结果之一，我国居民的疾病谱发生了很大改变（Hsiao，1995），很多治疗过程更加复杂、成本更高的慢性病成了常见的患病品种。而居民收入的上升也使他们对医疗的需求结构发生了变化，超出基本医疗需求的比例不断增高（或者说基本医疗需求的本身发生了变化）。在这种条件下，让我国的医疗体系恢复到过去是完全不可能的。

在三十多年的改革开放以后，我国社会的经济和文化都发生了巨大变化。曾经奏效的医疗体制更加无力支撑庞大的医疗消费需求。

总之，无论从横向看，还是从纵向看，我们都找不到可以照搬的成熟模式。在实践中摸索，即"摸着石头过河"，很自然地成为我国医疗改革的策略。但为了尽量减少过河过程中的溺水者，降低寻找正确道路的社会成本，我们还需三思而行。

理论任务

进行深入的理论思考，对于降低搜寻可行、有效的新的医疗体制的社会成本来说是必要的。从经济学角度对医疗卫生领域的效率和公平进行研究，是我国医疗体制改革对经济研究者提出的一项历史任务。

从历史和现实来看，一个医疗体制的效率和公平性，往往是因时而异、因地而异、因人而异的。因此，一方面，我们要侧重从理论上剖析各种医疗卫生政策的多方面影响及其作用机理，另一方面，要应用实证研究工具考察现实情况的变化，最后，再将两方面研究结合起来，才能制定出适合特定历史阶段的医疗体制。

然而，无论是理论模型研究还是经验研究，其难度都不小。

第一，医疗产品和服务及与其相关的服务（如医疗保险）是具有非常特殊的属性，包括：（1）普遍存在的不确定性，如个人疾病发生的随机性、医疗服务干预后的随机结果、不同医生治疗疾病后有效性的不确定。（2）严重的信息不对称现象，包括医生和病人之间的信息不对称，医生对治疗过程更多的信息和对疾病更多的了解，容易导致不是出于病人利益，而是从医生本身利益出发的诱导需求；也包括承保人（保险公司）与受保人之间的信息不对称，由此产生受保人因医疗保险而过度使用医疗服务的道德风险，以及高风险人群倾向于选择保险和多保险，而低风险人群可能因此而不保险的逆向选择问题。（3）医疗服务还存在外部性，如传染性疾病、行为方式的影响、医疗卫生知识的传播等。广泛存在于医疗服务各个环节的不确定性和信息不对称叠加起来，让问题变得尤为复杂。

第二，效率和公平两个目标的冲突在医疗卫生领域尤其突出。随着经济的发展和社会文明的进步，公平成为现代社会价值观中很重要的组成部分，人们不只关注资源分配的效率，而是越来越关心分配的公平性。在几乎所有的发达国家和很多发展中国家，公平和效率已经成为医疗卫生体系中并驾齐驱的两大目标。常见于不少国家的全民医疗保险、医疗救助、针对特殊人群的医疗补助等政策就是着眼于医疗资源分配的公平性。麻烦的是，公平和效率是一对有内在冲突性的目标，二者有一定此消彼长的关系。过多地追求公平性目标，很可能会降低医疗资源配置的效率。极端强调效率目标，想同时实现医疗资源的公平分配就非常难。

从经济发展水平相对高的国家和地区来看，它们的政策倾向很明显：都在朝着公平和效率并重的方向转移。英国等以往特别强调医疗服务公平性的国家都在采取行动或者考虑提高医疗资源配置的效率，而美国为代表的非常注重效率的国家，则正在考虑提高医疗保险的覆盖率从而加强医疗资源配置的公平性，这种目标中间化的政策倾向是这些国家对过去极端化的医疗政策所付出的代价的理性反思。

鉴于其他国家的教训，中国的医疗体制改革毫无疑问也将会把公平和效率两个目标都作为其政策目标。问题是，公平和效率在本质上是有冲突的。能否有效协调二者？如何协调？它们对经济理论研究者来说是非常具有挑战性的难题。

总之，从经济学层面研究我国医疗领域中的效率和公平问题，为新的医疗体制改革提供有价值的参考性建议，是历史赋予经济学研究者的使命，但这项使命十分艰巨。

研究目标

本书试图对我国医疗服务系统的效率和公平问题进行研究。但此项研究所涉及的问题错综复杂，相关的经济学研究涉及内容广、研究视角多，其难度可想而知。因此，本书仅能从几个有限的视角进行研究，无意也无力进行全面的讨论。

医疗服务的供给在医疗系统中的地位是非常重要的，是否能够提供满足社会需求的医疗服务是实现医疗资源配置效率和公平的一个关键因素。而医疗服务供给能力既受到投入要素存量和结构的影响，也受到相关政府政策的影响。本书从历史和现实两个角度对我国医疗服务供给体系进行了介绍和分析，分为总体情况、公立医院、民营医院和医疗人力资源四个部分。

掌握需求的特点和特征，对于优化医疗资源配置来说是也很关键的。若要提高整个医疗服务系统的运行效率，对医疗服务的供给进行调整是必要的。而医疗服务的供给的调整，显然要充分考虑我国居民医疗服务需求的特点和特征。最大程度地满足居民的医疗消费需求是医疗政策的效率目标的内在要求，因此，了解和掌握我国居民的医疗消费需求的特点及其影响因素，是建立有效的医疗卫生体系的前提和基础。本书对医疗需求的分析分为理论模型分析和对我国的实证分析两个子部分。

本书还实证研究了我国居民对医疗服务的需要和医疗消费的利用公平性问题。目的在于为我国医疗改革的公平目标提供决策依据。医疗服务公平性的内涵就是使每个人的医疗需要得到同等程度的满足（医疗需求与医疗需求的区别以及其他相关详细论述参见第七章和第八章），考察对医疗需要在不同人群之间的分布特征以及考察医疗需要满足程度在不同人群之间的差异，是我们制定合适的政策来提高医疗消费公平性的前提和基础。

目前，对我国医疗服务体系的效率和公平性的研究很多，但足够系统、严谨的研究并不多。这一方面与长期缺乏内容全面、质量较高的关于中国居民医疗支出的微观调查数据有关，也与对此方面感兴趣的学者缺乏处理大型微观调查数据的经验有关。北卡罗莱纳大学和中国疾病预防中心联合开展的"中国健康与营养调查"（China Health and Nutrition Survey，CHNS）的数据和中国社会科学院的调查数据的出现，为研究我国居民的医疗需求提供了条件。二者之中，CHNS的数据无论在内容全面性、调查质量和数据质量方面都更好。

　　国外经济学界已经积累了大量对医疗需求的研究成果，这些成果既有理论模型分析方面的，也有实证分析方面的，它们为研究我国居民医疗需求的影响因素提供了很好的分析工具和可以借鉴的研究方法，也提供了有参考价值的结论。

　　本书旨在缩小经济学理论研究与现实需要之间的差距方面作出一定贡献。在理论模型方面，本书将以更加与现实一致的方式引入不确定性，从而研究医疗消费需求的特点和影响因素；在实证研究方面，将在认真处理微观调查数据的基础上，恰当地使用计量经济学模型来考察我国居民的医疗需求、医疗需要和医疗消费公平性的影响因素。

　　此外，针对如何提高我国医疗服务系统的效率和公平程度，本书也提出了一些重点政策建议。

内容和结构

　　本书的主要内容分为四个部分。第一部分，介绍和分析我国医疗服务供给系统。第二部分，研究我国居民对医疗服务的需求和需要。第三部分，研究我国医疗系统中备受关注的现实问题。第四部分，分析了政府应该在医疗体系中担当什么角色，以及应该重点制定什么政策来解决医疗服务系统的效率问题和公平问题。

　　第一部分，研究了我国医疗服务体系中的供给方面。概述了我国医疗服务供给体系的基本情况，以及近些年来的主要特点。由整体情况和问题、公立医院、民营医院和医疗人力资源四个部分组成。

　　第二部分，研究了我国医疗服务的需求和需要。在需求方面，研究从理论模型分析和实证分析两方面展开。

　　在理论模型分析部分，在医疗需求的格鲁斯曼人力资本模型中以更符合现实的方式引入不确定性，结合健康投资具有时效性的假设，对格鲁斯曼模型进行了新的扩展，揭示了收入、偏好、预期等多种因素对医疗产品和服务的需求的影响。

对我国居民医疗需求的实证分析部分，则使用两部分模型方法，将医疗支出发生的过程分解为两个有时间先后顺序的过程——患病过程和治病过程，利用中国健康与营养调查（CHNS）的调查数据，分析了可能会影响我国居民医疗需求的重要因素。回归结果显示，对是否患病影响最大的因素有所在省份、居住在城市或农村、是否拥有医疗保险；而在给定已经患病的条件下，对治病支出影响最大的因素有病情严重程度、家庭医疗负担、收入和居住在城市或农村。

在对医疗需要的实证分析中，我们利用 CHNS 数据，采用半参数方法估计了有序选择模型，发现收入水平对居民的医疗需要没有影响，而职业和居住地类型（城市或农村）等对个人医疗需要有显著影响。

第三部分，对我国医疗服务系统中主要的现实问题进行了分析。研究了我国医疗不公平的存在性和表现形式，然后探究了我国看病贵和看病难原因。

在对我国医疗消费不公平的存在性的检验中，采用半参数方法估计了托宾模型，发现我国当前确实存在医疗消费不公平问题，其具体形式是不同收入阶层之间的医疗消费不公平，而城乡居民之间的不公平并不明显。

看病贵和看病难问题是我国医疗服务体系效率不足和公平性不足的综合性结果和表现。根据本书的分析，医疗服务供给能力增长缓慢，尤其是优质医疗服务供给能力增长缓慢，同时造成了我国看病贵和看病难的问题，是导致我国医疗服务系统效率和公平性不足的一个共同原因。

第四部分，将研究对象转向政府和政策。政府在医疗体系中应该发挥哪些功能，将其概况为：体制设计者、产权所有者、市场管理者、服务提供者和服务购买者五个功能。然后，着眼于解决我国医疗服务领域中的效率问题和公平问题，提出了医疗改革进一步深化过程中，需要重点关注的中间政策目标。

本书具体安排如下：

前言，介绍本书研究的背景、选题的意义和研究目标等。

第一章至第四章围绕我国医疗服务体系的供给方面展开分析。第一章介绍了我国医疗服务供给体系整体的变迁，讨论因供给问题所造成的医疗资源分配问题。第二章讨论了我国公立医院的历史、现状及公立医院改革的情况。公立医院在我国的医疗服务供给体系中目前占有绝对优势地位，对整个医疗服务供给体系的影响至关重要。第三章讨论了我国民营医院的历史、现状和整体而言存在的问题。民营医院现在整体实力尚不够强的，但它的壮大与发展对于优化医疗服务市场结构，促进合理竞争的市场格局的出现有重要意义。第四章讨论了我国医疗服务人力资源的整体情况的变化、现状及医疗人力资源开发与利用中的问题。在医疗服务的投入要素中，最重要的是人。医疗服务人才队伍的壮大和优化，是解决我国医疗服务领域效率和公平问题的关键。

第五章至第七章在围绕我国居民医疗服务的需求方面展开。第五章，以一种与现实更接近的方式在格鲁斯曼人力资本模型中引入不确定性，并假设健康资本投资具有时效性，建立了新的扩展的医疗需求的人力资本模型，从理论层面上研究了个人医疗需求的变化规律和影响因素。第六章，我们用中国健康与营养调查的微观调查数据，借助于两部分模型（Two–Part Model，TPM）实证分析了影响我国居民对医疗产品和服务的需求的潜在因素，得出了一系列比较稳健的结论。第七章，我们采用中国健康与营养调查的微观调查数据，建立了有序选择模型并用半参数方法对模型进行了估计，考察了年龄、婚姻状况、性别、收入、教育、职业、居住地类型、医疗服务可及性等以个人人口特征和经济社会地位变量为主的变量对医疗需要的影响。

第八章和第九章则围绕医疗服务领域中最受关注的现实问题展开分析。第八章利用中国健康与营养调查的微观调查数据，用 CLAD 方法实证检验了我国医疗服务利用不公平的存在性和存在的形式。第九章探究了我国看病贵和看病难这个现实问题的原因。在建立了一系列符合我国现实情况的基本假设基础上，从理论层面上研究了医疗服务供给增长缓慢所带来的影响。近些年来，我国优质医疗服务供给能力的增长明显慢于居民医疗需求的增长，这直接导致了看病贵和看病难的问题的同时出现，既有损于我国医疗服务系统的效率，也限制了公平程度的有效提高。

第十章和第十一章分别讨论了政府应扮演的角色和未来政策的中间目标。

在本书写作及出版的过程中，得到了一些无私的支持与帮助。感谢我的妻子丁煜博士，她承担了照顾家庭的主要责任。感谢邹进文、罗良文、黎天亚、宋丽智等领导和同事给予的帮助。

中南财经政法大学　林相森

2016 年 1 月

| 目　　录 |

第一章

我国的医疗服务系统概况

第一节　新中国成立以来我国医疗服务系统的演变

新中国成立以来，个人以及整个民族的健康问题一直受到政府和民众的重视。整个国家的医疗服务体系伴随着宏观经济体系以及教育、文化的演变而不断发生程度不同的变化。

新中国成立以来我国医疗供给体系的演变历史大体可以分为两个阶段。第一个阶段，从1958年到20世纪80年代的改革开放初期，这一时期的医疗供给体系是以公有制下的计划经济制度为大背景的；第二个阶段，以80年代初期改革开放的全面实施为起点，一直到现在，这一时期则是以商品经济、社会主义的市场经济为大背景。不同的经济制度以及不同的经济发展阶段，决定了两个阶段的医疗供给体系有各自的特点，相互差异明显。

一、20世纪60~80年代

新中国成立以后，公有制逐渐在国民经济中确立绝对主导地位。与此相适应的是，之前各种所有制形式的医疗机构要么接受国有化改造，要么被取缔。到1958年为止，我国医疗机构的国有化改造基本完成。到 1978 年经济改革之前，全国所有的医疗机构，包括医院、诊所、卫生院和卫生防疫站等全部归国有或者集体所有，对各种医疗机构，包括医院、诊所的各种管理同时由当地政府和上级卫生管理部门实施。医疗机构的这种所有制格局和管理结构，反映了当时公有制这一根本经济制度的要求。

尽管我国政府从新中国成立以后就在医疗体系的建设上进行了很多探索和尝试。但是真正的全面、系统的医疗体制建设是从 20 世纪 60 年代开始的。60 ~ 80 年代是一个相对成熟的医疗体系形成和高效的阶段。此时期我国的医疗体系有不少鲜明的特点。

"全民医保"是这个阶段我国医疗体系的一个显著特点。到 70 年代末期，绝大多数的人口（大约 90%）都拥有医疗保险。其中，城市居民的保险覆盖率基本上达到 100%，农村居民的保险覆盖率达 85%（World Bank，1997）。

在城市里，当时对企业员工实行劳保医疗制度，对政府工作人员和事业单位职工公费医疗制度。

劳保医疗，是对企业工人职员实行免费，同时对职工家属实行半免费的社会保障制度。1951 年 2 月 26 日颁布实施的《中华人民共和国劳动保险条例》规定，劳保医疗制度的政策对象为："雇用工人与职员人数在一百人以上的国营、公私合营、私营及合作社经营的工厂、矿场及其附属单位与业务管理机关，以及铁路、航运、邮电的各企业单位及附属单位。"（赵曼，2009）该政策按照企业规模和行业来确定适用人群，适用人群中并没有明确包括企业职工供养的直系亲属。但在待遇保障条款中对企业员工供养的直系亲属可以享受的待遇进行了规定。"工人与职员供养的直系亲属患病时，如在该企业医疗所、医院或特约医院免费诊治，普通药费减半，贵重药费、就医路费、住院费、住院时的膳费及其他一切费用，均由本人自理"（宋晓梧，2009）。

公费医疗，适用于国家机关、事业单位工作人员以及大专院校学生，在规定的范围内对他们实行免费治疗和预防疾病的保险制度。1952 年 6 月 27 日由政务院发布的《关于全国各级人民政府、党派、团体及所属事业单位的国家工作人员实行公费医疗预防的指示》规定，全国各级人民政府、党派、工青妇等团体、各种工作队以及文化、教育、卫生、经济建设等事业单位的国家工作人员和革命残废军人属于享受公费医疗的人群。1953 年 1 月，卫生部在关于公费医疗的规定中，将在校的大专院校学生等群体也纳入到公费医疗范围。1954 年 3 月政务院发出了《关于各级人民政府工作人员福利费掌管使用办法的通知》，该通知对国家工作人员的家属医疗待遇问题进行了更具体的界定。将家属医药补助费、多子女补助费等合并为一项，称为工作人员福利费，作为公费医疗的项目之一。

享受公费医疗的待遇为：门诊、住院所需的诊疗费、手术费、住院费、门诊或住院中经医师处方的药费，均由医药费拨付，但住院的伙食费、往返路费由病者本人负担，如实有困难，可以由机关给予补助。

从资金来源看，公费医疗的经费来源主要是国家财政拨款和医疗预算基金。

在这一时期，相对于企业在职职工或国家工作人员的待遇而言，非就业居民的相对较低，但基本上也都纳入到了保障的范围。企事业职工家属的"半费医疗"和国家机关工作人员家属的"福利预算费"，是保障城镇非就业居民获取医疗服务的主要政策，从新中国成立初期直到 1992 年我国确立社会主义市场经济体制期间，它们一直存在，延续了 40 多年。

在这一时期，劳动者及其后代都可以依附于其所在的单位，因而使得医疗服务成了单位福利，医疗保障成了"单位保障"，而不是社会保障。这种相对封闭性质的单位保障没有明确引入资金的社会统筹和个人缴费、共付机制，使得医疗机构和患者过度利用医疗服务，从而导致了公费和劳保医疗费用大幅增加。而且，由于缺乏社会互济，相对封闭运行的制度体系，也使得不同单位之间的医疗费用负担差异巨大。当时的医疗服务大量通过企业附属的卫生所、医院等机构提供，过度医疗就不同程度低直接增加了企业的额外的经济负担。

因此，这一时期，城市的医疗服务制度虽然一直保留着公费医疗和劳保医疗为两大支柱，具体的政策不得不不断地进行调整，在付费、筹资、服务获取、覆盖人群方面陆续完善。相关的政策变迁详见高春亮等（2009）。

对农村居民的医疗保障则是通过从1955年开始出现的"农村合作医疗系统"（Rural Cooperative Medical System，RCMS）来实现的，在这个系统中，由大队和公社的卫生所或卫生院向所属的劳动人口及其家属提供免费的基本医疗服务。

这一时期的医疗服务的供给和管理有比较明显的城乡差异。在城市，医疗服务的供给者有两类：第一类是由政府所有并经营的医院；第二类是由国有或者集体企业以及学校等机构拥有并负责经营的医院和卫生所。附属于企业或者其他机构的医院和诊所，主要负责向本单位员工以及他们的家庭成员（主要是其子女和父母）提供基本的医疗服务。由政府所有的医院接受当地医疗管理部门和国家级别的卫生部门的双重管理，企业等机构的医疗部门则受企业和当地医疗管理部门的双重管理，管理的内容包括日常的经营、行政、人事、设施和资金等各个方面，医院的自主权很小。

在农村，医疗服务的供给是通过一个三级系统来实现的。第一个层级，是村诊所，里面的"赤脚医生"为公社成员及其家属提供预防性和基本诊疗服务，村诊所的日常经营和管理都由所在的村（生产队）负责。较严重的病人则被转到第二个层级，即公社医疗所，公社医疗所的工作人员主要是级别比较低的医生，公社医疗所的各项管理工作都由所在的公社负责。重症患者则被送到第三个层级，即医生级别较高的县医院，县医院受到县医疗主管机关和上级医疗管理机构的双重管理，等同于城市里的政府医院。

从资金来源来看，这一时期医疗机构的营运资金主要来自政府拨款和企业或农村公社的福利基金。在县级以上医院和国有企业的附属医院发生的医疗费用主要由各级政府的财政拨款解决。在农村公社的诊所、卫生所和集体企业的附属医院、卫生所发生的医疗费用，则主要由公社或集体企业从这些单位的收入中预留的一部分基金来支付，也有一小部分由政府解决。除此之外，还有部分医疗机构的收入直接来自于患者本人，农村居民在村诊所和公社医疗所的治疗费用是全免的，但是如果被转入县级或县级以上医院，就需要自己支付一部分费用（Liu & Wang，1991）。

从医疗服务的内容构成来看，这一时期的医疗服务工作有明显的特色——"重预防"，尤其是重视对流行病的预防。所有医院等医疗机构在提供诊疗服务的同时都负责提供各种疾病预防服务和宣传预防知识，农村的村诊所更是把预防作为其主要的工作内容之一。无论是城市居民还是农村居民，都可以得到免费注射疫苗等服务。实际上，类似的疾病预防措施不仅仅是居民的权利，也成了他们的义务。

这一时期的医疗服务人员数量基本保持上升态势，在 1960 年为176.9 万人，到 1970 年为 179.3 万人，到了 1980 年则达 353.8 万人，但存在着质量不高的缺点。新中国成立后我国在医疗人员的储备方面严重不足，无论是在城市，还是在农村，当时的从医人员的专业技术水平都不高，医院里的专科医生不够多，不少赤脚医生甚至没有受过任何专业训练。而且，这一时期的医学教育比较落后，医疗系统中接受过全面正规的专业教育的新鲜血液的供给不足（医药专业大学和中专毕业生数量见表 1－1，工科专业毕业生数也列在表中，以供对比），且波动很大，医疗卫生行业从业人员的整体质量长期得不到特别显著的提高。

表 1－1　　　部分年份医药专业毕业生人数（人/万人）

年份	大学		中专	
	工科	医药	工科	医药
1950	0.47	0.14	0.55	0.58
1955	1.86	0.68	4.08	2.32
1956	2.20	0.54	4.50	1.04
1957	1.72	0.62	5.08	2.30
1958	1.75	0.54	5.07	2.00
1959	1.47	0.95	8.05	3.01

续表

年份	大学		中专	
	工科	医药	工科	医药
1960	3.74	1.05	8.17	3.26
1961	5.27	1.63	10.65	4.25
1962	5.86	1.83	7.24	4.43
1963	7.04	2.58	4.91	3.27
1964	8.09	2.51	5.30	2.30
1965	8.03	2.20	4.08	1.29
1966	6.15	1.87	2.35	1.02
1970	6.03	1.33	0.31	0.47
1971	0.12	0.46	0.68	0.97
1972	0.16	0.32	1.41	1.01
1973	0.53	0.66	1.11	1.97
1974	1.11	0.90	2.20	1.08
1975	4.82	2.08	3.96	1.61
1976	5.14	2.32	6.23	5.84
1977	7.36	3.40	5.56	6.55
1978	5.63	2.75	3.13	4.39
1979	2.14	1.35	2.42	2.52
1980	4.42	1.77	5.78	5.35
1981	1.22	0.95	13.83	9.35
1982	17.22	2.60	6.85	7.02
1983	11.14	5.55	6.51	6.27
1984	9.75	3.19	7.72	5.13

资料来源:《新中国 50 年统计资料汇编》。

这一时期,作为医疗资源的另一个重要指标的医疗机构床位总数不断上升,分布和结构不断优化(见表 1-2)。我国医疗机构床位总数在 1958~1960 年出现了比较大的跳跃,1957 年的床位总数为 46.2

万张，1958 年为 67.2 万张，1959 年为 81.0 万张，到了 1960 年则为
97.7 万张，在此之后，床位数的变化就比较平稳了。

表 1-2　　　　　主要年份全国医疗机构床位数（万张）

年份	总计	医院、卫生院	县及以上医院
1949	8.5	8.0	8.0
1952	23.1	16.0	16.0
1955	36.3	22.1	22.1
1957	46.2	29.5	29.5
1958	67.2	42.6	42.6
1959	81.0	55.2	52.1
1960	97.7	65.5	60.0
1965	103.3	76.6	62.1
1970	126.2	110.5	71.2
1977	195.4	177.7	105.0
1978	204.2	185.6	109.3
1979	212.8	193.2	114.8
1980	218.4	198.2	119.2
1984	241.2	216.6	141.5

资料来源：《新中国 50 年统计资料汇编》。

从城镇和乡村的床位分布特点来看，也有一个明显的转折点
（见表 1-3）。在 1961 年以前，医院和卫生所的床位主要分布在县级
或者以上的城镇，但是从 1962 年开始的多数年代里，分布于县级或
以上地区的医院和卫生院的床位总量比医院和卫生院的床位总量增加
得慢，这说明，与以往相比，新建的医院床位被更多地安排到农村地
区。尤其是 1965 年以后的几年里，新增医院床位中有一半以上被安
排在农村。另外，在总的床位数中，医院和卫生院床位所占的比例一
直保持缓慢增加的趋势。而医院、卫生院在规模、服务人员、服务设
施方面相对于非医院医疗机构（如诊所和卫生所）都有明显的优势。

因此，从以上两方面变化可以看出，农村的医疗资源无论在数量上还是质量上都在不断提高。

表1-3　　部分年份市县医院卫生院床位数和专业卫生技术人员数

年份	床位数（万张）		卫生技术人（万人）	
	市	县	市	县
1949	6.0	2.0	17.7	32.8
1952	12.1	3.9	22.5	46.5
1957	22.1	7.4	38.2	65.7
1962	43.7	25.3	57.1	84.3
1965	45.8	30.8	65.2	88.0
1970	51.0	59.5	59.6	85.7
1975	63.7	96.1	95.7	110.0
1978	71.6	114.0	114.3	132.1
1980	76.8	121.4	131.3	148.5
1983	86.9	124.1	157.4	167.9

资料来源：《新中国50年统计资料汇编》。

总的来看，这个时期我国的医疗体系映射了当时的社会基本制度的特点，医疗机构的所有权和经营决策权受到政府部门的严格控制，这使得医疗服务的总量和结构变动受政府政策影响很大，国家领导人对整个体系变动的影响很大。1965年6月26日，毛泽东提出要把医疗卫生工作的重点放到农村去。他批评当时卫生部的工作只为全国人口的15%服务，而这15%主要还是"城市老爷"。"广大农民却得不到医疗，他们一无医，二无药。再这样下去，卫生部可改名为'城市老爷卫生部'"。"医疗卫生工作应该把主要人力、物力放在一些常见病、多发病、普遍存在的病的预防和医疗上。城市里的医院应该留下一些毕业一两年，本事不大的医生，其余的都到农村去。"整个医疗系统的发展从1965年开始向农村地区的倾斜正是对以上指示的反应。

在这一时期，我国的医疗体系在满足人民的基本医疗需求方面取得了相当大的成就，人民的健康水平有了比较大的提高。从 1950 年到 1982 年，新生儿的死亡率从 200 人/千人下降到了 34 人/千人，居民期望寿命从 35 岁提高到 68 岁（见表 1－4）；多种曾严重危害人民健康和生命的疾病得到了不同程度的控制，例如，基本消灭了瘟疫、天花、伤寒等传染病，血吸虫的发生范围被控制在很小的范围之内，很多地方性传染病发生的频率大大降低，小儿麻痹、麻疹、百日咳等新生儿传染病得到了有效控制。此外，由于几乎全部城市人口都享有医疗保险，90% 以上的农村人口参加到农村合作医疗体系中①，医疗消费的平等性和可及性（accessibility）均达到了史无前例的高水平。

表 1－4　　　　　　　　各时期中国人口期望寿命

时间	全部性别	男性	女性
1950 ~ 1955	40.8	39.3	42.3
1955 ~ 1960	44.6	43.1	46.2
1960 ~ 1965	49.5	48.7	50.4
1965 ~ 1970	59.6	58.8	60.4
1970 ~ 1975	63.2	62.5	63.9
1975 ~ 1980	65.3	64.5	66.3
1980 ~ 1985	66.6	65.5	67.8

资料来源：World Population Prospects：The 2004 Revision，http：//esa. un. org/unpp/p2k0data. asp.

二、20 世纪 80 年代以后

随着以 1978 年农村家庭联产承包责任制为序幕的全面经济改革的实施，旧的医疗服务供给体系中的很多方面不断地发生着变化，在

---

① 作为对合作医疗的认可和鼓励，在 1978 年五届人大通过的《中华人民共和国宪法》中增加了有关合作医疗的内容，第三章第五十条规定"劳动者在年老、生病或丧失劳动能力的时候，有获得物质帮助的权利"。

改革全面化和深入化发展之后，旧的医疗服务供给体系就逐渐解体了。

变化首先发生在农村。1978 年开始的农村经济改革带来的第一个组织上的变化就是生产队和公社的解散。到 1984 年，所有的生产队都转变成了行政村，公社转变成了乡镇政府。农村公社的解体和家庭联产承包责任制的推行使得大部分的生产收入转入到农民个人手中，可以由集体支配的资源大大减少，由原来的公社卫生所转变来的乡镇卫生所的经费状况也就越来越困难，这使得其不得不减小规模，与此同时，医疗设施和服务质量也都趋于下降。

这种窘况在很多贫困地区尤为严重。最严重的问题发生在最基层的村诊所这一级别上，由于生产队不再有公共福利基金，村诊所失去了它所赖以生存的资金来源。在这种情况下，原来的农村合作医疗系统纷纷解体。

从发展阶段来看，1983～1992 年的十年是农村合作医疗迅速滑坡的时期。1986 年的一项全国性调查显示，当时只有 9.5% 的农村人口享有农村合作医疗所提供的保障（Liu & Wang，1991）。

与此同时，赤脚医生发现，与日趋不乐观的卫生所收入相比，进行农业生产或者建立私人诊所更有利可图。这样，农村医疗机构的人员流失也加速了农村基层医疗服务体系的功能弱化。表 1-5 清楚地说明了这一时期农村基层医疗服务机构的变化：虽然近二十年来设有卫生室的村的比例变化不是很大，村卫生室的总数量下降了近 30%，乡村医生和卫生员人数也减少了近 30%，每千农业人口乡村医生和卫生员则从 1985 年的 1.55 人降低到 2004 年的 1.02 人。

表 1-5   **村卫生室及人员数**

年份	1985	1990	1995	2000	2003	2004
总村数（个）	940 617	743 278	740 150	734 715	678 589	644 166
有卫生室的村数	625 992	646 529	655 105	652 923	514 920	519 818
占总村数（%）	66.6	87.0	88.5	89.8	74.1	80.7

年份	1985	1990	1995	2000	2003	2004
村卫生室数（个）	777 674	803 956	804 352	709 458	514 920	551 600
村办	305 537	266 137	297 462	300 864	276 590	298 418
联营	88 803	87 149	90 681	89 828	35 998	26 964
乡卫生院设点	29 769	29 963	36 388	47 101	26 343	40 231
私人办	323 904	381 844	354 981	255 179	157 733	166 533
其他	29 661	38 863	24 840	16 486	18 256	19 454
乡村医生和卫生员数（人）	1 293 094	1 231 510	1 331 017	1 319 357	867 778	883 075
其中：乡村医生	643 022	776 859	955 933	1 019 845	791 856	825 672
每千农业人口乡村医生和卫生员	1.55	1.38	1.48	1.44	0.98	1.02

资料来源：《中国卫生统计年鉴2005》。

相对来说，城市居民的状况要好一些，因为城市经济改革起步比中国的农村改革晚，城市旧的医疗服务供给体系比农村合作医疗服务体系维持得更长，约达十年。

随着20世纪90年代城市经济改革的展开，国有企业开始经济独立、自负盈亏，并缩减规模。解决国有企业沉重的社会负担是这场改革中一个重要的环节。职工及其家属的医疗费用是企业福利负担中很大的一部分，剥离这部分负担就成了企业改革的优先项目，但因为关系到社会的稳定，这部分改革的形式上的进展是比较慢的。不过，因为企业效益下降，很多企业以资金困难等多种理由严重拖欠职工的医疗费用，企业职工医疗保险的实际发挥的作用因此大大降低了，企业在职工医疗费用方面的责任的实际脱离速度更快一些。此外，企业减员增效的政策使大量员工从国有企业流向集体企业、私营企业或从事个体经营，这些经济部门在医疗保险方面受政府政策的约束不强，很少自愿为其员工提供医疗保险，于是，从国有企业以及集体企业离开的员工大部分不得不自付医疗费用。

与企业改革相关的另外一项重大变化是国家财政制度的变化。从1994年开始实行的分税制改革，使得地方政府在财权减小的同时必须承担更多的责任，地方政府就不得不从总体上限制对企业的支持和投入，这加速了原有的以企业为重要支撑之一的医疗保障体系的解体。

随着医疗卫生投入的责任大部分转移到地方财政上来，地方政府迫于财力限制等原因，基于"出政策不出钱"的原则鼓励医疗机构从经营中获利，以满足其自身生存和发展的资金需求。无论是城市医院，还是乡镇或者村诊所，都受此影响，面临着很大的资金压力。在经济落后的地区，由于地方财政收入非常有限，当地多数医院几乎处于"断奶"状态，以医疗服务为赢利手段维持日常运营开支的压力尤其大。

这一时期，政府还推出了更重要的政策工具，实施了一系列新的改革措施，促使医院等医疗机构加强管理、提高经营效率和从政府以外的来源更多地获得资金。其中一项措施就是对医院的各种形式的承包化经营，80年代初开始的医疗机构的承包化涉及各个类型和地区的医疗机构，从农村的基层医疗机构，到大城市的政府医院（Liu & Wang，1991）。

到了20世纪80年代后期，我国政府部门颁布了一系列政策法规，明确了新的收入分配制度和医院财务管理准则，为医院的承包化经营的合理和规范发展提供了依据。1988年财政部、卫生部颁发了《医院财务管理办法》和《医院会计制度（试行）》，这是我国首次实行的反映医院财务会计核算特点的制度规范，明确了医院是独立核算的经济实体，吸收了企业会计的核算方法。从此之后，政府对医院的管理转变为以经济手段促进医院科学管理，医院的核算管理从单纯的卫生材料的成本核算延伸到劳动定额、计件工资、联劳联医计酬等方面。这样，医院实际上也成了企业性质的经营实体。

作为对政府政策的反应，各级医疗机构普遍不同程度地采用了承包责任制，陆续实行了医院科室两级核算的方法，在医院内部加强激励。就其效果来看，医院企业化的国家政策和医疗机构的积极反应大大减轻了政府的责任，缓解了财政投入的压力，也显著增加了医院的发展资金。但是其负面影响是相当严重的。

这样，到了20世纪90年代中后期，旧的政府主导的、严格的集权式管理体制下的医疗体系基本上就算彻底消失了。在新的市场化的、分权式管理框架下的医疗体系逐渐形成的过程中，与医疗有关的一些经济和社会问题变得越来越突出，包括：医疗服务价格持续较快上涨，个人医疗支出大幅增加，越来越多的人缺乏基本医疗保障，出现了农民因病致贫的现象，等等。我国政府于是陆续采取了一些措施试图解决或者缓解这些问题。政府的努力主要是在两个方面：第一，在城市和农村建立新的医疗保障体系；第二，加强对医疗机构的管理和引导。下面，我们对此进行详细介绍。

伴随着国家财政的供给者角色越来越淡化和医疗服务机构筹资市场化出现的一个不良后果，就是医疗费用的持续攀升。全民所有制单位职工医疗费用同比增长率1986年为25.5%，1987年为21.6%，1988年为35.2%，1989年为20.5%，平均来看，1985～1989年间年均增长率为25.6%。

为了减轻医疗费用的负担，提高医疗服务系统的运行效率和效果，国家不断对公费医疗保险制度的修补和完善。1984年4月28日卫生部和财政部联合颁布了《关于进一步加强公费医疗管理的通知》，明确指出公费医疗制度本身的问题。1989年8月9日，由卫生部、财政部联合颁发的《公费医疗管理办法》进一步对公费医疗享受范围、经费开支范围、医疗管理、机构职责、监督检查、考核奖惩等方面做出明确的规定，并对具体的13种自费项目进行了说明。

与此同时，政府也在劳动医疗保险制度方面进行了大胆的改革，改革的内容主要是离退休人员医疗费用社会统筹和大病医疗费用统筹。1989年3月，国务院批转国家体改委关于《1989年经济体制改革要点》，决定在丹东、四平、黄石、株洲四个城市进行医疗保险制度改革试点，在深圳、海南进行社会保障制度综合改革试点。试点内容为：享受劳保医疗保险的人的医疗费用与个人适当挂钩，同时采用多种方式加强劳保医疗管理。

在原有城市医疗保障体系逐渐解体过程中，政府部门逐步建立了一个新的医疗保险体系，以替代旧的体系。1998 年 12 月 14 日，国务院颁布了《国务院关于建立城镇职工基本医疗保险制度的决定》，这个决定是医疗保险制度改革的一个重要标志，标志着我国城镇职工医疗保险制度从试点向全国推开，意味着我国职工医疗保障从单位保障制度向社会保险型医疗保险制度的转轨。

根据此决定，保险基金由三部分构成：政府经费；员工上缴其工资的 2%；员工所在的企业上缴员工工资的 6%。非国有企业也可以加入到这个医疗保险体系中来，它们也可以支付足够高的工资让员工自己购买保险。它还规定了："城镇所有用人单位，包括企业（国有企业、集体企业、外商投资企业、私营企业等）、机关、事业单位、社会团体、民办非企业单位及其职工，都要参加基本医疗保险。乡镇企业及其职工、城镇个体经济组织业主及其从业人员是否参加基本医疗保险，由各省、自治区、直辖市人民政府决定。"可以说，此决定及后期配套的政策构成了一个比较好的政策框架体系，也具备较好的可操作性，在一定程度上改善了城市人口缺乏基本医疗保障的局面。

令人遗憾的是，实际上执行的力度不够大，政策未能够落实到位。现实情况是：大量企业不愿为职工出资购买医疗保险；大量下岗工人和低学历的新增就业人口因为无法就业或者无法到正规的企业就业而无法获得适当的医疗保障。

虽然新的城市医疗保障体系还远不够完善，但是经过十多年的发展已经初具规模。与此相比，农村人口的医疗保障问题就没有那么乐观了。

农村家庭联厂承包责任制的全面铺开，使得原来的集体组织解散了，新建的乡镇等机构功能上比较有限，可以支配的资源也整体下降很多，无力承受所属农民的医疗费用①。地方政府又不愿为数量巨大的农民的医疗保险买单。其结果是，虽然在农村建立新的合作医疗体系的目标一直在提，但是实际进展非常缓慢。1993 年，中共中央在

---

① 也有些乡镇政府通过发展乡镇企业和出售土地而掌握了更多的资金和资源，在这类富有的乡镇中，很多都向所属农民提供医疗保险等福利。

《关于建立社会主义市场经济体制若干问题的决定》中提出，要"发展和完善农村合作医疗制度"；1994 年，国务院研究室、卫生部、农业部与世界卫生组织合作，在全国 7 个省 14 个县（市）开展"中国农村合作医疗制度改革"试点及跟踪研究工作。1997 年 1 月，中共中央、国务院在《关于卫生改革与发展的决定》中，更加完整地提出要"积极稳妥发展和完善合作医疗制度"、"举办合作医疗，要在政府的组织领导下，坚持民办公助和自愿参加的原则。筹资以个人投入为主，集体扶持，政府适当支持，逐步提高保障水平。"为贯彻上述决定，卫生部等部门与 1997 年 3 月向国务院提交了《关于发展和完善农村合作医疗若干意见》。重建农村合作医疗制度的努力至此达到高潮。

但事实并不乐观，除部分试点地区和城市郊区，农村合作医疗并没有像预期的那样得以恢复和重建。即使在重建合作医疗制度出台达到"高潮"的 1997 年，合作医疗也仅覆盖了全国行政村的 17%，农村居民参加合作医疗的人数仅占 9.6%。1997 年之后由于农村经济发展迟缓，农村收入增长缓慢，依靠"自愿"参加的合作医疗又陷于停顿甚至有所下降的低迷阶段。

由于农村人口的地域上的分散性和组织上的松散性，以及收入低、负担能力低等特点，建立新的农村医疗保障体系本身就是很困难的一件事。然而，毋庸置疑的是，农村合作医疗体系迟迟不能全面建立起来与政府的政策不当有一定关系。也许我国政府已经意识到了这一点，从 2002 年开始，中央政府大大增加了农村合作医疗的试点，更重要的是，摆脱了以往只喊口号或给政策但不给钱的做法，大比例增加了中央政府的财政支持，并要求地方政府落实对新合作体系的资金支持。在 2007 年的政府工作报告中，温家宝总理宣布 2007 年中央财政要安排专项补助资金 101 亿元，比上年增加 58 亿元，以支持农村合作医疗体系的试点。

在这一时期，居民医疗费用继续大幅增长。为了抑止医疗机构过于追求利润的现象，引导和规范医疗机构的经营活动，2000 年 6 月，我国政府把公立医院分成两大类：营利性医院和非营利性医院，后者还被分成国有和非国有两类，并据此制定了不同的税收和定价政策，政府也只向国有非营利医院提供补贴。目前来看，这项政策对医疗机构的逐利行为没有很明显的影响。

在此阶段，政府在医疗管理方面还有一个值得一提的特点。虽然在这一时期政府的政策基调是以市场化的方式配置医疗资源、向社会提供医疗服务，但是在药品和医疗服务的定价方面还是保留了计划经济下常见的做法——为了控制医疗产品和服务的价格，保证居民可以承受得起基本的医疗服务，政府部门对基本医疗产品和服务的价格实行控制，制定市场价格的上限，并不定期地降低此限价。到 2007 年 3 月为止，国家发展与改革委员会已经公布了 22 次药品降价政策。尽管此类做法的初衷是好的，但实际效果不太理想，而且还带来了不利影响。

总的来看，我国的医疗服务体系在实行改革开放政策后有了非常大的转变。政府在资金投入和经营管理方面的职能大大地弱化了，医疗资源的配置和收入的分配主要依靠市场机制而不是政府的计划和控制。在不断减轻自身投入责任的前提下，政府也不断尝试着新的政策和手段，寻找令政府、企业和个人都负担得起的方案，试图建立一个新的医疗体系来满足城市和农村居民的医疗需求。

政府的努力取得了不少成果，例如，医护人员数量和质量都有了非常大的提高，医院等医疗机构开始重视内部管理并积累了提高经营效益的经验，为国有企业改革切实减轻了社会负担，出现了一批有助于加强市场竞争从而提高行业内服务质量的民营医疗机构（黄存瑞、梁浩材，2003）。但是，存在的问题还很多。

第二节　当前医疗服务机构的组成

我国当前的医疗服务供给体系由医院、基层医疗卫生机构和专业公共卫生机构三大类组成。医院包括综合医院、中医医院和专科医院，按照所有权性质又可分为公立医院和民营医院，医院向患者提供综合性、相对复杂的医疗服务。基层医疗机构包括社区卫生服务中心（站）和乡镇卫生院，主要向所在社区或者相邻地区的居民提供方便、快捷且相对简单的医疗服务。专业公共卫生机构包括妇幼保健院（所、站）、专科疾病防治院（所、站）、疾病预防控制中心和卫生监督所（中心），主要向某类或某些人群提供相对单一、与公众利益直接相关的医疗服务，而其中的疾控中心和卫生监督所还承担一些卫生行政职能。

从机构数量来看，近些年来我国的医院数量增长最明显，基层医疗卫生机构和专业卫生机构数量保持相对稳定状态（见表1-6）。

表1-6   2003～2013年各类医疗机构数量（家）

年份	医院	基层医疗卫生机构	专业公共卫生机构
2003	17 764	774 693	10 792
2004	18 393	817 018	10 878
2005	18 703	849 488	11 177
2006	19 246	884 818	11 269
2007	19 852	878 686	11 528
2008	19 712	858 015	11 485
2009	20 291	882 153	11 665
2010	20 918	901 709	11 835
2011	21 979	918 003	11 926
2012	23 170	912 620	12 083
2013	24 709	915 368	31 155*

注：*2013年起，医疗卫生机构数包括原计生部门主管的计划生育技术服务机构（19 238家）。

资料来源：《中国卫生和计划生育统计年鉴2014》。

从医疗机构所拥有的床位数量的变化，可以看出三类医疗机构规模的变化趋势。根据表1-7，医院的规模最大，其床位数约占总数的75%，基层医疗机构次之，其床位数约占总数的20%。专业公共卫生机构虽然整体规模小，但增长速度与医院和基层医疗卫生机构相近。

表1-7　　　　2003~2013年各类医疗机构床位数（万张）

年份	医院	基层医疗卫生机构	专业公共卫生机构
2003	226.95	71.05	12.61
2004	236.35	71.44	12.73
2005	244.5	72.58	13.58
2006	256.04	76.19	13.5
2007	267.51	85.03	13.29
2008	288.29	97.1	14.66
2009	312.08	109.98	15.4
2010	338.74	119.22	16.45
2011	370.51	123.37	17.81
2012	416.15	132.43	19.82
2013	457.86	134.99	21.49

资料来源：《中国卫生和计划生育统计年鉴2014》。

表1-8从总收入、总费用、人员数、卫生技术人员数、床位数和净资产几个维度比较了2013年我国三类医疗机构的规模：医院的规模最大，占据了医疗行业的主体地位。

表1-8　　　　　　2013年各类医疗机构规模比较

	总收入（万元）	总费用（万元）	人员数（人）	卫生技术人员数（人）	床位数（万张）	净资产（万元）
医院	177 493 750	169 365 394	5 370 598	4 424 925	457.86	110 480 113
基层医疗卫生机构	35 325 472	33 835 985	3 514 193	2 137 623	134.99	18 307 815
专业公共卫生机构	16 621 126	15 808 891	826 221	608 560	21.49	15 414 521

资料来源：《中国卫生和计划生育统计年鉴2014》。

第三节　医疗服务的分配问题

20 多年前开始的对我国医疗体系的"破旧"工作已经成功地完成，但是"立新"工程尚未竣工，甚至至今还没有形成一个能够令大多数人认可和接受的方案。目前正在运行的医疗体系尚存在很多不足，产生了很多社会问题。

医疗服务的不平等分配问题，就是其中一个非常突出的问题，它有两个不同的方面，第一是高收入和低收入人群之间的不平等，第二是城乡居民之间的不平等。

对于医疗服务分配的不平等尚未有公认的定义，但是，一般采用医疗服务的利用情况来衡量。据卫生部统计，2000 年中国卫生费用中，农村卫生费用占 22.5%，城镇卫生费用占 77.5%，这就是说，占全国人口大多数的农村居民所花费的医疗费用，不到城市居民的1/3。如果用人均医疗卫生费用的差别来衡量城乡医疗消费的不平等性，问题显得更严重。

表 1 - 9 报告了近些年来我国居民的医疗费用（卫生总费用）的变动情况。虽然从 1990 年以来，城市与农村居民人均医疗费用的比值呈现小幅下降态势，但是一直保持在高达 3 ~ 4 倍的水平。如果城市和农村人口在患病规律没有很大的不同，这种城乡医疗支出的差距就暗示了城乡人口在利用医疗服务的机会和能力方面的差别。高等（Gao et al.，2002）分析了我国全国医疗服务调查的第二次和第三次调查结果，用城市和农村人口的人均门诊次数和住院天数等数据更详细地分析了农村和城市之间医疗消费的不平等现象。

表 1 - 9　　　　部分年份人均卫生总费用（元）

年份	1980	1990	1995	2000	2005	2010	2013
全部	14.51	65.4	177.9	361.9	662.3	1 490.1	2 327.4
城市	—	158.8	401.3	828.6	1 126.4	2 315.5	3 234.1
农村	—	38.8	112.9	209.4	315.8	666.3	1 274.4

资料来源：《中国卫生和计划生育统计年鉴 2014》。

那么究竟是哪些原因造成了比较严重的医疗服务分配的城乡不平等呢？大致可以归纳为以下原因：

原因之一：在医疗开支快速上升同时，政府投入却长期保持下降态势，个人医疗支出大幅增加。我国医疗卫生费用占 GDP 的比例在1980 年为 3.17%，到 1990 年上升到 4.03%，到 2000 年、2001 年、2002 年和 2003 年则分别达到 5.13%、5.16%、5.42% 和 5.65%。因此，就整个国家而言，医疗开支的负担在持续加重。然而，面对日益增加的医疗开支，政府医疗卫生的财政支出在总卫生费用中的比例却在下降，从 1980 年的 36.2% 下降到 2003 年的 17.2%，下降了一半多；个人支出的比例则从 1980 年的 21.2 上升到 2003 年的 55.5%，上升了 1 倍多。

政府投入减少、个人支出增加的一个可能弊端是，医疗服务的福利性质淡化，医疗资源的配置与消费者的消费能力紧密联系起来，导致低收入地区的医疗资源数量和质量都低于高收入地区。而城乡收入差距的不断加大，就成了城乡医疗资源分布差距的表面的、直接的原因。

唐等（Tang et al.，2000）以广西壮族自治区的一个贫困县为对象的案例分析就给出了一个医疗资源质量差异扩大的生动的例子。在那里，由于长期缺乏政府财政投入，卫生所的房子都快倒塌了，X 透视仪和其他的诊断仪器都得不到合理的维护，诊断能力下降很多；群众普遍反映诊所里已经没有以前的那些好医生了，受过良好训练和有经验的医生都离开了贫困的农村。

原因之二：医疗保险覆盖率低。从表 1-10 可以看出，在全国范围内，2003 年我国完全没有医疗保险的人占总人口的 70% 左右，还有不到 8% 的人是依靠商业保险，大多数人已经失去了基本的医疗保障。从城市和农村的对比来看，农村人口的医疗保险覆盖情况更不乐观，有近 80% 的人口没有任何形式的医疗保险。医疗保险在保障医疗服务的可及性方面能发挥比较大的作用，可以一定程度地避免农村人口受经济状况制约无法享受基本医疗服务的问题。所以，低水平的保险覆盖率是长期以来造成农村人口医疗服务利用偏低的一个重要的原因。

表 1 – 10 居民医疗保障方式（%）

	合计		城市		农村	
	2003 年	1998 年	2003 年	1998 年	2003 年	1998 年
基本医保	8.9	—	30.4	—	1.5	—
公费医疗	1.2	4.9	4.0	16.0	0.2	1.2
劳保医疗	1.3	6.2	4.6	22.9	0.1	0.5
合作医疗	8.8	5.6	6.6	2.7	9.5	6.6
其他社保	2.0	5.0	4.0	10.9	1.3	3.0
商业保险	7.6	1.9	5.6	3.3	8.3	1.4
自费	70.3	76.4	44.8	44.1	79.0	87.3

资料来源：《中国卫生统计年鉴 2005》。

原因之三：城市人口和农村人口的医疗保险在类型上又有不少区别。从表 1 – 10 可以看到，在受政府补贴相对最多的公费医疗、基本医保、劳保医疗和其他社保四个类别中，城市人口拥有的比率远高于农村人口。在这四类医疗保险中，公费医疗是条件最为优惠的，政府补贴程度最高[1]，拥有它的人 80% 以上是城市人口。在 2003 年，农村人口在商业保险和合作医疗上的拥有率比城市人口要高。而这两种保险恰恰是福利性质最低的保险。实际上，合作医疗对收入低的人群的保障作用比较有限。王等（Wang et al., 2005）证实了农村合作医疗保险的低保费和高共付额的特点对农村收入高的人有益，他们是这种保险的最大受益人，而低收入人群很少参加，尽管保险费率很低。

原因之四：价格机制的扭曲对医疗机构形成了不合理的激励。在 60 年代，我国政府为了提高医疗服务的可及性，让收入低的农民也

---

① 我国的公费医疗制度开始于 1952 年，被一直保留到现在。它所覆盖的人群包括政府、事业单位（正式）工作人员、军人和大中专学生等。它规定的付款条款非常优惠。尽管拥有这种保险的人一般只能去一些事先指定的医院，但是，一直到 20 世纪 80 年代中期，它实行的都是全免费制度，也就是说，拥有该保险的患者个人不需要支付任何费用。1984 年以后，政府对公费医疗的规则进行了修改，规定了一定的患者自付费比例。但是，相对于其他医疗保险来说，仍然算是很慷慨的（Liu & Wang 1991）。

可以承受得起治病费用，把门诊和住院的费用都控制在其成本之下。这种做法一直延续下来，即使是在医疗服务行业已经市场化的时候。萧（Hsiao，1995）、叶和萧（Yip & Hsiao，1997）和布卢门撒尔和萧（Blumenthal & Hsiao，2005）把患者实际感觉到的医疗服务的价格快速上涨就归咎于这种医疗价格机制的扭曲。简单地说，其作用机制是：过低的基本医疗服务价格驱使医疗机构过多地"推销"非基本医疗产品和服务项目。医疗价格的上涨最终还是转化为对个人或家庭经济状况的考验，农村居民在经济上的不利地位就直接反应到了对医疗产品和服务的消费上。

除上面提到的机制，价格扭曲还影响到了农村医疗资源的配置，过低的基本医疗产品和服务的价格导致比较集中于基本医疗服务的农村医疗机构无法获得正常的经营利润，又由于地方政府对其扶持非常有限，在农村提供医疗服务的吸引力比较小。其最终结果就是导致了医疗服务资源的存量从农村的大量撤离和医疗资源的增量不愿进入农村的局面。

归根结底，我国当前的医疗服务供给体系是造成医疗服务配置不平等问题的根源。

第四节　小　　结

本章回顾了新中国成立以后我国医疗卫生体系发展的两个阶段的特点，介绍了我国当前医疗机构整体构成情况，并分析了一直比较突出的医疗服务分配不平等问题。

在我国实行改革开放之前的阶段，在计划经济的大背景下，国家逐渐形成了一个相对高效的医疗卫生体系，这个体系有高医疗保障率、政府集权式管理、重预防和城乡制度有差异等特点。总的来看，该时期的医疗体系取得了不小的成就。但是，这个医疗体系的成功是以当时特殊的历史背景为条件的。由于人民的生活水平还不高，居住和卫生条件还不够好，当时的对社会影响比较大的主要是一些流行病，而政府非常强调疾病的预防，正好找到了工作的重点。而且，相对来说，控制流行病的成本低，容易取得明显的成效。虽然此时期内我国医疗服务人员整体的专业素质按照现在的标准来看是比较低的，但对于当时以预防为重点的医疗卫生工作来说基本能够满足要求。

20世纪80年代以后，农村和城市的经济改革释放了国民经济的活力，居民的收入不断增加，卫生条件不断改善，生活质量不断提高。作为这些社会变化的结果之一，我国居民的疾病谱发生了很大改变（Hsiao，1995），很多治疗过程更加复杂、成本更高的慢性病成了常见的患病品种。而居民收入的上升也使他们对医疗的需求结构发生了变化，超出基本医疗需求的比例不断增高（或者说疾病医疗需求的本身发生了变化）。这些变化使得原来的医疗服务设施和医疗专业技术人员在数量和质量上都无法满足要求，原来低投入、高覆盖率的医疗保障系统也不可能按照以往的模式继续运行下去。所以，原有医疗体系的解体除了受到政策因素影响以外还与居民医疗需求发生变化的内在原因有很大关系。

到了20世纪90年代中期，旧的医疗体系基本彻底消失了。在旧的体系逐渐消失过程的后期和消失之后，我国政府在建立一个新的医疗体系方面进了很多探索和尝试。尤其是在90年代中期以后，以在城市和农村建立新的医疗保障网络、缓解政府财政投入的压力、激发医疗机构提高效率的积极性和规范医疗机构的经营为目标，制定了不少新政策，大致形成了一个以市场化为主要配置手段的新医疗体系的框架，并取得了一定的成果。但至今为止，仍有很多问题没有很好地得到解决，如城市和农村人口的医疗消费不平等问题，实际上，这个问题不但没有解决，反而是越来越恶化了。

在我国当前的医疗服务供给体系中，医院是最重要的组成部分，它的运行效率对整个系统的运行效率具有决定性影响。正是整个系统本身的缺陷，造成了长期医疗我国医疗资源配置不合理（效率低、不公平）的问题。

总的来看，我国医疗体系的变迁既受到居民医疗需求本身的变化的影响，也受到政府政策的影响。政府的政策在一定时间内或者在某些个别方面能够保持一定的稳定性或一致性。例如，无论是我国医疗体系演变的第一阶段，还是第二阶段，城市和农村的医疗体系都有不少区别，包括具体的医疗保险类型和医疗资源的质量等方面。但是，自从旧的医疗体系解体之后，政策的不稳定性特征越来越明显。除此之外，与居民医疗消费直接或者相关的各种其他的政策也处于不断变化的状态。所有这些政策的不稳定性对居民对未来的预期都有比较大的影响。而对预期的不断修正，很可能伴随着居民行为模式的变化，包括医疗消费模式的变化。

第二章

我国的公立医院

在我国当前的医疗服务供给系统中，医院占有最重要的地位，而其中的公立医院又在医院系统中占有最重要地位——过去是这样，在未来相当长一段时间内仍会如此。

第一节　公立医院的演变

"公立"的含义是，其资金来源于政府和企事业单位，并以公共物品形式提供满足社会需求的医疗卫生服务。在我国，公立医院是指政府举办的纳入财政预算管理的医院，主要包括国有制医院和集体制医院。

从20世纪50年代的国有化改造开始，新中国成立初期的各种非国有医疗机构要么被取缔，要么被收归国有。所以，在1978年改革开放前的三十年里，公立医疗机构占据了医疗服务市场的绝对主体。政府或者企业附属的医院或卫生所是城市医疗机构的主要形式，卫生所是乡镇医疗机构的主要形式。无论在城市或农村，公立医疗机构的主要资金来源是财政拨款（详见第一章）。

在这一阶段，我国的公立医院管理体制全面模仿苏联，属于计划经济体制下的高度集权式管理。医院的决策权高度集中，实行党委领导下的院长负责制。所有重大问题的决定，都要经过上级党委的批准。医院与政府相关部门之间是隶属关系，在人事任免、业务开展、资产处理、收入分配等方面受到政府的管理和控制。医院管理者执行上级领导部门的指令，这些管理者由政府任命。医院的运行机制也类似于政府机关的机制，对于认真履行上级指示者给予奖励或升职。政府主导整个社会医疗资源的配置，对公立医院直接提供财政补偿，对于医院的投入产出不重视科学的量化考核。

总的来看，在管理体制上，当时的公立医院管理体制效仿苏联模式，与政府内部的管理模式高度相似。

20世纪90年代以后，在多种因素的作用下，我国居民的医疗费用快速增加，政府和企业的医疗开支负担越来越重。为了应对这一问题，我国的医疗体制接连发生了一些重大变化。其中之一，就是公立医疗机构，特别是公立医院的经营和管理发生了重大变化。

公立医院在保持产权不变的情况下，采取了更加灵活的经营形式，承包制得到了大范围的推广，意味着医院增加病房、床位、购买设备等经营所需资金或者人员开支所需的资金不再严重依赖财政拨款，可以通过各种形式的"创收"而获得。这样，随着时间的推移，财政拨款在公立医院的筹资来源中的地位不断下降。公立医院的"公立"色彩越来越淡化，其行为与非公立医院的行为越来越相似。

第二节　公立医院的现状

随着20世纪90年代以后的一系列改革措施的出台，公立医院本身及其所处的外部环境都发生了非常大的变化。公立医院改革，作为我国医疗体制改革的一部分，仍处于摸索阶段。鉴于世界上其他国际医疗改革各种经验，可以预料，中国的医疗体制改革以及公立医院改革将是非常复杂的，摸索的过程将是很长的。

我国公立医院的目前的整体状况大致可以从以下几个方面概括：

一、在医疗服务供给体系中的地位缓慢下降

截至2015年5月底，我国共有医疗卫生机构98.7万个，其中包

括医院 2.6 万个、基层医疗卫生机构 92.2 万个，专业公共卫生机构
3.5 万个、其他机构 0.3 万个。在医院中，公立医院 13 326 个，民营
医院 13 153 个。因此，从数量上来讲，公立医院仍多于民营医院。

不过，新一轮公立医院改革以来，公立医院数量呈逐年减少趋
势。2010～2014 年间，我国公立医院数量年均下降大约 0.02%；而
非公立医院的数量则增长显著，年均增长率达 1.14%。截至 2012 年
末，我国公立医院床位数占到所有医院床位数的 86%；卫生技术人
员占到全国医院卫生技术人员数的 84.7%；公立医院全年诊疗人次
22.9 亿人次，非公立医院诊疗人次则为 2.5 亿人次（见表 2-1）。因
此，从医疗资源的占有量和使用率来说，公立医院在我国医疗服务供
给体系中仍占主导地位，虽然相对地位呈现缓慢下降趋势。

表 2-1　　　　　　　公立医院和非公立医院规模对比

年份	机构数（个）		床位数（张）		卫生技术人员数（人）		诊疗人次数（万人次）	
	公立	民营	公立	民营	公立	民营	公立	民营
2009	15 483	3 220	2 792 544	328 229	4 693 180	744 995	176 890	15 304
2010	13 850	7 068	3 013 768	373 669	5 043 564	822 594	187 381	16 582
2011	13 539	8 440	3 243 658	461 460	5 284 427	908 431	205 254	20 629
2012	13 384	9 786	3 579 309	582 177	5 651 006	1 017 543	228 866	25 295
2013	13 396	11 313	3 865 385	713 216	6 060 885	1 139 693	245 511	28 667

资料来源：根据 2010～2013 年《中国卫生统计年鉴》和《中国卫生和计划
生育统计年鉴 2014》整理所得。

但是，从乡镇层面来看，公立医院的规模却在不断扩大。具体表
现为县级公立医院的壮大，以及乡镇卫生院和村卫生室的停滞或者萎
缩（见表 2-2）。其主要原因在于新农合的普及和新农合指定合作医
院的做法，有效地将医疗需求引导到了县级医院，明显提高了县级医
院扩张的必要性。

表2-2   县级医院、乡镇卫生院和村卫生室数量（家）

年份	县级医院	乡镇卫生院	村卫生室
2009	9 238	38 475	632 770
2010	9 621	37 836	648 424
2011	10 337	37 295	662 894
2012	10 940	37 097	653 419
2013	11 722	37 015	648 619

资料来源：根据2010～2013年《中国卫生统计年鉴》和《中国卫生和计划生育统计年鉴2014》整理所得。

根据2012年原卫生部卫生发展研究中心发布的《县级公立医院经济运行研究报告》，2003年以来，县级公立医院固定资产总量和病床数分别增加了2.3倍和64.7%，卫生技术人员比例达到78.4%，比2003年提高了8个百分点；2011年县级公立医院门急诊量达到7.79亿人次，是1999年的2倍；出院人数为0.47亿人，是1999年的3.2倍。

二、医疗服务人员整体素质相对较高

医疗服务人员的素质是决定医疗服务质量的一个关键性因素，也是体现医疗资源质量的核心指标之一。截至2012年末，我国公立医院卫生技术人员数达到355.5万人，比上年增加26.9万人。在卫生技术人员中，执业（助理）医师122.6万人，注册护士162.6万人。医院执业（助理）医师中，研究生所占比为12.3%、大学本科占比为50.4%、大专学历占到25.8%。

与其他医疗机构相比，公立医院的人员素质整体而言是最高的，尤其是城市里的公立医院。它们吸引了全国最优秀的医学专业毕业生，而且集中了经验丰富、医术精湛的高水平医疗服务人员，这是因为从事医疗高等教育和研究的大学和研究机构的教学医院基本上都是城市里的公立医院，各个领域比较权威的专家、学者大多是这些公立医院的医生。

三、筹资来源去政府化

2008～2011 年间，财政补助占医院总收入比例的平均值约为 8%。而药品收入占总收入的比例呈下降趋势，检查项目和耗材在公立医院医疗收入占比越来越高。很明显，医院的收入来源主要是药品加成和医疗服务收费两个来源（见表 2－3）。

表 2－3   公立医院收入结构

年份	2009	2010	2011	2012	2013
院均总收入（万元）	5 890.2	7 179.3	8 832.1	10 950.5	12 666.8
其中：药品收入占比（%）	42.1	41.8	40.5	40.1	38.8
财政补助收入占比（%）	8.1	8.2	8.7	8.2	7.9

资料来源：根据 2010～2013 年《中国卫生统计年鉴》和《中国卫生和计划生育统计年鉴 2014》整理所得。

资金来源的去政府化，是政府面对快速增长的医疗总支出而采取的减轻财政负担的各种措施的结果，使公立医院的"公立"性质越来越淡化。

四、医院级别分布有地区性特点

从表 2－4 很容易看出公立医院分布的地区性特点。我国西部、中部和东部的公立医院总数的差别不算很大，呈 10% 左右的递增状态。但三级医院中将近一半都在东部地区，中部地区比西部地区略多；二级医院中约有 34% 在东部地区；一级医院中约有 38% 在东部地区。

表 2 - 4   2013 年公立医院的地区分布

地区	医院合计	按医院级别分			
		三级医院	二级医院	一级医院	未定级
总计	13 396	1 692	5 944	2 784	2 976
东部	4 942	808	2 013	1 065	1 056
中部	4 406	457	2 011	1 047	891
西部	4 048	427	1 920	672	1 029

资料来源：《中国卫生和计划生育统计年鉴 2014》。

医院等级是一个能较好反映医疗资源质量的指标。三级医院的医疗资源质量比二级医院和一级医院要高。很显然，我国公立医院的地区性分布特点说明我国优质医疗资源的分布有地区性特点。经济相对发达的东部地区，三级公立医院更多，优质医疗资源也因此更多。

第三节 公立医院改革

我国公立医院发展的历程，是与我国经济发展紧密联系的。改革开放后，整个经济体制朝着市场化的大方向转变，医疗卫生领域也开始了探索性的改革，公立医院先后经历过自主化办医、市场化改革、全面改革和新医改四个阶段。

一、20 世纪 80 年代初至 90 年代初

在这个十年中，我国医疗卫生体制改革的最主要特征是自主化办医。

80 年代初，我国政府先后颁布了《医院经济管理暂行办法》、《全国医院工作条例》等文件，提出对医院按照经济管理（而非行政管理）的办法进行管理，对公立医院的领导体制、医疗预防、教学科研、技术管理、经济管理等方面进行了明确的规定。80 年代中后

期颁布了《关于卫生工作改革若干政策问题的报告》、《关于扩大医疗卫生服务有关问题的意见》等文件，对公立医院改革政策进行细化，提出支持个体开业行医、积极发展集体卫生机构、改革收费制度等具体措施。

在此阶段的医疗体制改革，与当时国有企业改革中的"放权让利"做法非常类似。政府降低拨付给医院的财政补贴，放宽对医院的管制，逐渐扩大医院的自主经营权，扩大医院从经营活动获取收入的比例。不过，医疗服务和药品的价格仍由政府管制，政府在人事等重大问题的决策权仍然没有动摇。

总体来说，自主化办医阶段公立医院的改革措施还只是限于小范围内的局部调整。这些调整对公立医院从医人员起到了一定的激励作用，相对有效地调动了医疗服务人员的积极性。在这段时间内，医疗服务人员的数量明显增加，床位数逐年增加，从而使医院的医疗服务能力持续提高。

二、90 年代初至 2000 年初

在这个十年中，我国医疗卫生体制改革的最主要特征是市场化改革。

在经济体制改革深入的大背景下，公立医院系统也开始引入市场机制。1992 年公布的《关于深化卫生改革的几点意见》的主要内容可以概括为：拓宽卫生筹资渠道，完善补偿机制；转换运行机制，推进劳动、人事及工资改革；改革医疗保健制度，完善医疗保障体系；扩大对外开放，开拓国际医药卫生市场。在大的方针政策确定以后，具体的改革措施也逐步落实。90 年代以后，政府对公立医院采取经费补贴定额包干、医疗服务限价等措施。

于是，公立医院开始效仿企业，不断强化经济激励。对外，医院开始增加服务项目，扩大服务范围，以增加收入来源。对内，医院内部实行技术经济责任制、经营承包责任制、租赁制、委托办院、超额提成、业余服务、院外兼职等政策。在"以工助医、以副补主"的

指导思想之下，医院活力被释放，很快就出现了点名手术、特殊护理、特殊病房等能够明显提高经济效益的新事物，并且像雨后春笋一样在医疗系统遍地开花。医院和医生的经济效益明显提高，整个医疗服务系统的活力得到提升。

客观来讲，这些措施使公立医院更加注重投入产出之间的经济关系，进一步弱化了公立医院经营管理的行政色彩，推动了公立医院行为的市场化进步。

但是，政府和公立医院之间的关系并没有发生实质性的转变，对公立医院的经营和管理缺乏有效监督。医院有过度追求经济效益的倾向，导致医疗服务亏损卖药补、卖药受控检验补、主业受困副业补"三补"的问题日益严重。

而且，虽然公立医院内部运用现代管理办法，按照市场规律进行管理，但是政府仍然对人员编制、领导任命、床位数量、价格等进行直接干预，公立医院内部的市场化没有得到外部环境的市场化配合。

三、21 世纪前十年

进入 21 世纪以后，中国的宏观经济继续保持快速增长，人们的物质和精神生活水平有了显著的提高。但医疗卫生领域的进步不够明显，前期市场化改革虽然一定程度上提高了医疗服务系统的效率，但也带来了更多的问题，引起了社会各界的不满。深刻反思、全面改革我国医疗服务体制的呼声越来越高，政府部门主导的新一轮改革措施陆续出现。这十年医疗改革的特点是全面和深入的市场化。

2000 年 2 月，国务院发布《关于城镇医药卫生体制改革的指导意见》，提出新的医疗机构分类管理制度，将医疗机构分为非盈利性和盈利性两类进行管理，并"鼓励各类医疗机构合作、合并"，"共建医疗服务集团、盈利性医疗机构"，"医疗服务价格放开，依法自主经营，照章纳税"。2000 年 7 月颁布的《关于卫生事业补助政策的意见》中首次提出允许卫生机构对"技术含量较高，资金回收能力较强的项目，试行银行贷款、财政贴息等办法"。公立医院改革要朝着更"市场化"的方向发展。

政府对医院的人事制度也进行了调整。2000年3月颁布的《关于深化卫生事业单位人事制度改革的实施意见》,进一步明确了深化医疗机构人事制度改革的指导思想、目标和原则,在卫生人力资源配置、用人制度、工资分配机制、人才流动机制和未聘人员安置等方面作出了指导性规定。2002年12月,卫生部颁布了《关于卫生事业单位内部分配制度改革的指导意见》、《医疗事业单位年薪制暂行办法》、《卫生事业单位工作人员考核暂行办法》、《关于卫生事业单位领导干部选拔任用制度改革的指导意见》、《关于医疗卫生机构后勤服务社会化改革的指导意见》等一系列细化政策。

政府还积极调整医疗服务的补偿机制。2001年10月颁布的《关于完善城镇医疗机构补偿机制落实补偿政策的若干意见》提出了几项重要的政策。第一,完善医院药品收支两条线管理办法、逐步降低药品收入占业务收入的比重、积极稳妥推进医院门诊药房改为药品零售企业的试点工作等一系列弱化药品收益对医院的补偿贡献的措施。第二,各地政府主管部门依据医疗服务的社会平均成本,结合当地医疗市场供求状况及其他因素合理调整医疗服务指导价格,逐步提高技术劳务性服务价格,降低大型医疗设备检查服务价格,并确定医疗服务指导价格的基准价和上下浮动幅度。第三,强调增加对卫生事业的投入,落实对政府举办的非营利性医疗机构的财政补助政策。第四,对医疗机构、从业人员、医疗技术应用、大型医疗设备等医疗服务要素实行严格的准入制度。第五,改革人事分配制度,实行减员增效,极推进医院后勤服务社会化,以降低医疗成本,减轻政府和群众的经济负担。第六,大力发展社区卫生服务,为群众提供优质、价廉、方便的医疗服务。

在这阶段,我国的医疗卫生改革从微观层次扩展到宏观层次,从医院内部管理扩展到医院的外部环境,改革更加全面和深入。公立医院服务质量得到提高、医疗费用在一定程度上得到控制。社区卫生服务在改革中起步,构成了对公立医院的有效补充。

不过,在市场化竞争激励机制的作用下,一些问题越来越严重,例如，过度医疗和医生诱导需求等，以增加患者家庭或者政府的经济负担为代价，提高了医生和医院的经济效益。

四、2009 年至今

纲领性文件《中共中央国务院关于深化医药卫生体制改革的意见》于 2009 年 3 月出台，标志着我国新医改的序幕正式拉开。

2009 年，相关部门先后公布了《医药卫生体制改革近期重点实施方案（2009～2011 年)》、《关于 2009 年实施国家基本药物制度工作方案》、《关于公立医院改革试点的指导意见》等政策。上述文件构建了我国公立医院改革和试点的政策框架："改革公立医院管理体制、运行机制和监管机制，积极探索政事分开、管办分开的有效形式。完善医院法人治理结构。推进公立医院补偿机制改革，加大政府投入，完善公立医院经济补偿政策，逐步解决'以药补医'的问题。加快形成多元办医格局，鼓励民营资本举办非营利医院。大力改进公立医院内部的管理问题，优化服务流程，规范诊疗行为"。

2014 年开始，公立医院改革的步伐有所加快，相关政策出台频率加快。国务院办公厅 2015 年 2 月 28 日印发《关于完善公立医院药品集中采购工作的指导意见》。

第四节　新医改背景下公立医院改革试点

2009 年颁布的《关于公立医院改革试点的指导意见》（以下称《指导意见》）为新一轮公立医院改革拉开序幕。它在立医院的管理体制、补偿机制、运行机制和监管机制等方面都作出了规定。

16 个城市被选为公立医院改革的首批试点城市。各地根据《指导意见》的大原则，进行了不同的探索。下面介绍几种代表性的改革模式。

一、宿迁模式

2000 年开始，由于当地政府的财政状况不佳，宿迁市公立医院的发展陷入困境。为了提高医疗资源供给能力，宿迁市政府力促办医主体的多元化，不断加强民营资本在医疗投入中的作用，最终使宿迁成为全国仅有的全是民营医疗机构的地级市，形成了"社会办医院、政府管医院"的局面。

宿迁的政策可以概括为两个方面。第一，鼓励社会资本办医，引导资金、技术、人才和管理经验进入医疗服务领域，促进医疗卫生服务的快速发展。第二，实行"医卫分开、医防分开"的政策，将公共卫生和医疗服务分开，政府集中精力做好公共卫生工作，政府负责基础公共卫生、疾病预防等，基本退出其他医疗服务活动。

二、上海模式

上海是首批 16 个试点城市中唯一的特大城市。上海的改革主要表现在内部管理体制、运行机制、补偿机制、外部监管机制、医保医疗联动等方面。

第一，在内部管理体制上，完善公立医院法人治理结构，加强全行业属地化管理。管办分离是上海改革的最大特点。申康模式是这方面的典范。上海申康医院发展中心负责 23 家市级综合性医院的国有资产营运与管理。一方面，它作为国有资产出资人，承担投资市级公立医疗机构的职能；另一方面，它作为市政府的办医主体，接受市卫生行政部门的全行业管理和业务指导。"申康"实行理事会领导下的主任负责制。理事会是最高决策机构，它由市卫生局、国有资产管理委员会、发展与改革委员会等相关政府部门以及医学院校的负责人组成。"申康"下属的公立医院有人事、内部组织机构设置、收入分配和预算执行等权力。"申康"负责对院长考核和离任审计。

第二，在运行机制方面，实行医院预算和收支的严格管理制度，鼓励公立医院优先使用适宜技术和基本药物。科学合理核定人员编制，完善岗位设置管理制度和专业技术人员聘任制度。

第三，在补偿机制方面，强调在增加政府投入且完善医疗服务价格体系的基础上，逐渐实现公立医院补偿由财政补贴、服务收费、药品加成收入三个渠道向服务收费和财政补贴两个渠道转变。

第四，在外部监管机制方面，建立公立医疗机构的综合性评价体系，以公益性为导向，实施公立医院"一户一档"、医务人员"一人一档"以及不良行医行为积分管理制度；建立公立医院的第三方评价制度，推进医院信息公开；强化医保医疗机构联动，加强医保基金管理，扩大检验检查结果互认范围，进而减少重复检验检查。

三、深圳模式

2012年6月公布的《深圳市公立医院医药分开改革实施方案》落实了医改试点方案。其具体内容包括以下几个方面。第一，取消药品加成定价。第二，通过提高诊疗服务收费标准、提高参保人医疗保险待遇、完善政府卫生投入制度、完善社会医疗保险政策等途径完善公立医院的补偿机制。第三，推进医疗服务支付制度改革。第四，建立药品流通企业与医院药房竞争机制。第五，通过"集团式采购"和"厂院直销"等方式改革药品采购制度。第六，健全公立医院监管机制。

以上方案在现实中的做法表现为：取消药品加成定价；门诊费在原来的基础上平均每门诊人次提高12元，提高住院诊查费的价格；综合医疗保险参保人的门诊和住院诊查费增加的部分，由社会医疗保险统筹基金支付。综合来看，患者的经济负担基本保持不变。

2013年5月，深圳市公立医院管理中心正式挂牌成立。原由深圳负责的公立医院被划归市医管中心，公立医院的人、财、物的监管职能由医管中心全面接管。根据《深圳市市属公立医院运行管理暂行办法》，公立医院运行中的重要决策都需向医管中心请示。

与此同时，深圳市卫生和人口计生委等相关部门的工作重点将转移到制定发展规划、资格准入、规范标准、服务监管等职能。医管中心及其所属医院，依法接受市卫人委的行业监管，配合开展公共卫生服务等工作。

四、北京模式

2011 年 7 月，北京市医院管理局正式挂牌成立。医管局负责市属 22 家三级医院的人员、运行以及资产管理工作，如医院日常管理、成本控制、就医环境、医患关系等。而北京市卫生局的职责侧重于行业层面，负责管理北京所有的医疗卫生机构及相关领域的规划、准入、标准、监督等，此外，不在医管局职权范围内的 4 440 家三甲医院也需要接受卫生局的行业指导。

法人治理运行机制改革的试点在友谊医院、朝阳医院、儿童医院展开。通过实行理事会制度、院长负责制和监事会制度，建立决策、执行、监督相互分工、相互制衡的医院法人治理结构。

2012 年 7 月，北京朝阳医院和北京友谊医院先后组建起理事会。理事会成为医院的决策机构，下设医疗质量管理、学科建设管理、经济运营管理等专业委员会。执行院长由理事会任命，负责按照理事会的决策组织医院的具体运营管理，接受理事会考核。

在医药分开方面，创造性地提出医事服务费制度，取消药品加成定价。将药品销售与诊疗服务统一为医事服务项目。医事服务费实行普通门诊、副主任医师、主任医师分级定价。

在医疗保险付费方式方面，开展医保总额预付和按病种分组付费试点，通过实行"结余自留、超支分担"的定额管理模式，激励医院规范医疗服务行为、主动控制医保费用。同时，医保部门在卫生部门支持下健全监督考核体系，运用信息技术对所有医生处方进行实时监控。

在政府投入方面，落实政府对公立医院的六项投入政策，并建立与服务量和绩效考核挂钩的财政补偿机制。同时，还建立以公益性为核心的公立医院绩效考核体系，考核结果与医院领导和医务人员的收入和职务任免挂钩，形成强化公益性的有效激励。

公立医院改革是我国医改中最艰巨也最受关注的一个环节。2009年公立医院改革启动以来，17个国家联系指导试点城市和30多个省级试点城市积极探索，300多个县级公立医院综合改革试点全面启动并正在进行阶段性评估。各地对于公立医院的改革与试点措施基本都遵循《关于公立医院改革试点的指导意见》，按照政事分开、管办分开、医药分开、营利性和非营利性分开的"四个分开"原则，改革的重点多集中于医院法人机制、补偿机制、监管机制、加强内部管理等方面。

从政策的制定情况来看，各地不尽相同，改革起步相对较晚的地方，改革的全面性越明显。从执行效果来看，与当地整体环境和经济发展阶段相适应的政策，更明显地改善了当地医疗服务供给与需求之间的矛盾。这些探索性实践带来了一些可喜的变化，如医疗领域主体市场化、政府从管制到监管的角色变换、医疗服务一定程度向公益性回归等。

不过，随着各项改革措施的落实，改革面临的深层次问题进一步凸显，改革政策的整体性、协调性、可持续性不强，公立医院内在改革动力不足等挑战使得改革之路任重道远。

第三章

我国的民营医院

民营医院作为我国医疗服务领域的重要组成部分，其发展壮大有利于形成多元化办医格局，有助于解决"看病难"、"看病贵"问题。但由于以往经济制度及相关观念的长期影响，我国民营医院的发展缓慢。

第一节　民营医院发展历程

新中国成立以后的国有化改造浪潮，使得医疗卫生领域跟其他领域一样，基本消灭了非公有制部门。因此，一直到20世纪80年代的改革开放之前，民营医院可以忽略不计，医疗机构要么属于国有，要么属于集体所有。改革开放之后的一系列重大政策转变，让民营医疗机构逐渐涌现。大致来讲，我国民营医院的发展可以分为以下几个阶段：

第一阶段，从改革开放到1994年之前，民营医院的萌芽阶段。三项政策的出台，促成了民营医疗机构的诞生。1980年颁布的《关于允许个体开业行医问题的请示报告的通知》允许个体行医行为，可以视为我国民营医院的开端。1985年颁布的《关于卫生工作改革若干政策问题的报告》强调个体开业行医的合法性，允许在职医务人员在业余时间提供医疗服务。1989年颁布的《关于扩大医疗服务有关问题的意见》鼓励社会资本进入医疗服务领域。

以上政策反映了政府对民营医疗机构的合法性的认可，但实际上在是否要鼓励发展民营医疗机构方面还存在争议，因此，民营医疗机构的数量其实很少，而且主要限于个人行医形式。

第二阶段，1994～2003 年，是我国民营医院的起步阶段。此阶段的医疗卫生政策的重点是市场化改革。

1997 年颁布的《中共中央、国务院关于卫生改革与发展的决定》明确提出允许多种形式兴办医疗服务机构，以国家、集体为主，其他社会力量和个人为补充。进一步确立了民营医疗机构的合法性地位。

2000 年颁布的《关于城镇医疗卫生体制改革的指导意见》明确了对医疗机构分类管理的原则，将医疗机构分为盈利性医疗机构和非营利性医疗机构。

在这一阶段，初步形成了以公立医院为主体，多种所有制为补充的多层次、多形式的医疗服务体系。

第三阶段，2004～2011 年，民营医院的壮大阶段。以公立医院为主体的医疗服务供给体系的问题逐渐显现并受到广泛重视，与此同时，其他领域的进入限制越来越松，民营医疗机构被寄希望于缓解医疗系统的矛盾而得到鼓励。2009 年出台的《关于深化医药卫生体制改革的意见》，提出要"鼓励和引导社会资本发展医疗卫生事业，积极促进非公立医疗机构发展，形成投资主体多元化、投资方式多样化的办医体制"。2010 年颁布的《关于进一步鼓励和引导社会资本举办医疗机构意见》则明显加大了对社会资本举办医疗机构的支持力度。

在这一阶段，随着几项引导和规范民营医院发展的政策的出台，一些规模相对较大的民营医院开始出现。

第四阶段，2012 年以来，是民营医院发展的新时期。随着看病贵、看病难问题日益突出和受到关注，新医改逐渐展开。关于医疗体系的反思越来越深入、彻底，民营医院的潜在优势越来越受到重视。在此背景下，鼓励民营医院发展的相关政策密集出台。

2012 年 3 月颁布的《"十二五"期间深化医疗卫生体制改革规划暨实施方案》明确提出大力发展民营医疗机构，并提出到 2015 年非公立医疗机构床位数和服务量达到总量 20% 的发展目标。2012 年 4

月出台的《深化医药卫生体改革 2012 年主要工作安排》则要求地方政府尽快落实鼓励社会资本办医的实施细则。2012 年 5 月颁布的《关于社会资本举办医疗机构经营性质的通知》明确提出社会资本可以自主决定申办营利性或者非营利性医疗机构。2012 年 8 月下发的《关于做好 2012 年公立医院改革工作的通知》强调要完善鼓励社会资本举办医疗机构的具体政策措施。2013 年 10 月公布的《关于促进健康服务业发展的若干意见》明确提出在营利性医院的数量、规模、布局及大型医用设备配置等方面放松限制。

2014 年 3 月国家发展改革委、国家卫生计生委和人力资源社会保障部联合发布的《关于非公立医疗机构医疗服务实行市场调节价有关问题的通知》则聚焦于非公立医疗机构，提出了非公立医疗机构医疗服务价格实行市场调节、规范非公立医疗机构医疗服务价格行为、鼓励非公立医疗机构提供形式多样的医疗服务和建立医疗保险经办机构与定点非公立医疗机构的谈判机制等四个方面措施。

以上政策为民营医院的规范和健康发展提供了历史性机遇。民营医院的发展和壮大，提高了整个社会的医疗服务供给能力，也在一定程度上增加了公立医疗机构感受到的竞争压力，从而提高了整个医疗服务行业的运行效率。

第二节　民营医院的现状

我国民营医院的目前的整体状况大致可以从以下几个方面总结：

一、在医疗服务供给体系中的地位缓慢上升

我国民营医院在 30 多年间整体规模不断扩大，截至 2015 年 5 月末，我国共有公立医院 13 326 个，民营医院 13 153 个。与 2014 年 5 月比较，公立医院减少 64 个，民营医院增加 1 487 个。民营医院的诊疗量占总诊疗量的比例也突破 10%，且呈现逐年上升的趋势。

2015 年 1~5 月，全国医疗卫生机构总诊疗人次达 31.1 亿人次，同比提高 3.0%。其中公立医院 10.8 亿人次，同比提高 4.9%；民营医院 1.3 亿人次，同比提高 9.9%。

不过，从医疗资源的占有量和使用率来说，公立医院在我国医疗服务供给体系中占主导地位情况将长期持续（详见表 3-1）。

二、单体规模较小、级别较低

从规模和级别两个方面来看，民营医院大多分布在较小规模的群组里，医院的等级大多也较低，规模大和级别高的民营医院较少，缺少实力上可以与公立医院开展公平竞争的民营医院。

表 3-1 统计了公立医院和民营医院的床位数分布情况。床位数在 100 以下的公立医院占其总数的不到 40%，而床位数在 100 以下的民营医院占其总数的 84.6%，床位数大于 500 张的公立医院占其总数的 18.9%，民营医院对应的比例只有 0.9%。

表 3-1　　　　　公立医院和民营医院床位数分布对比

	0~49 张	50~99 张	100~199 张	200~299 张	300~399 张	400~499 张	500~799 张	800 张及以上
公立医院（家）	3 281	1 937	2 464	1 464	974	742	1 350	1 184
占比（%）	24.5	14.5	18.4	10.9	7.3	5.5	10.1	8.8
民营医院（家）	6 487	3 093	1 183	282	115	47	78	28
占比（%）	57.3	27.3	10.5	2.5	1.0	0.4	0.7	0.2

资料来源：根据《中国卫生和计划生育统计年鉴 2014》整理所得。

公立医院与民营医院在医院等级方面的差异特别突出。从表 3-2 看出，公立医院中有 12.6% 是三级医院，44.4% 属于二级医院，而民营医院中只有 0.8% 是三级医院，6.8% 是二级医院。医院的等级代表了医院的综合实力，对患者及家属就医行为有重要影响。

表3-2　　　　公立医院和民营医院等级分布对比

	总数	三级医院	二级医院	一级医院	未定级
公立医院（家）	13 396	1 692	5 944	2 784	2 976
占比（％）	100.0	12.6	44.4	20.8	22.2
民营医院（家）	11 313	95	765	3 689	6 764
占比（％）	100	0.8	6.8	32.6	59.8

资料来源：根据《中国卫生和计划生育统计年鉴2014》整理所得。

从医院类型分布来看，民营医院呈现出"一多一少"的特点：专业医院多，中医医院少（见表3-3）。

表3-3　　　　公立医院和民营医院类别分布对比

	总数	综合医院	中医医院	中西医结合医院	民族医院	专科医院	护理院
公立医院（家）	13 396	8 919	2 337	130	185	1 804	21
占比（％）	100	66.6	17.4	1.0	1.4	13.5	0.2
民营医院（家）	11 313	6 968	678	228	32	3 323	84
占比（％）	100	61.6	6.0	2.0	0.3	29.4	0.7

资料来源：根据《中国卫生和计划生育统计年鉴2014》整理所得。

三、资源利用程度上升但仍低于公立医院

从病床使用情况来看（见表3-4），民营医院的病床使用率在稳步提高，但与公立医院的病床使用率相比，差距依然很大。

表3-4　　　　主要年份医院病床使用率（％）

年份	2005	2009	2010	2011	2012	2013
公立医院	71.5	87.7	90	92	94.2	93.5
民营医院	49.8	58.2	59	62.3	63.2	63.4

资料来源：《中国卫生和计划生育统计年鉴2014》。

将民营医院医师的工作负荷与公立医院对比，同样可以发现公立医院的医疗资源利用更为充分。从表 3 - 5 可以才看出，无论是是医师日均担负诊疗人次还是日均担负住院床日，民营医院的数值都比公立医院明显低。

表 3 -5　　　　　　　　　　医师工作负荷对比

	医师日均担负诊疗人次			医师日均担负住院床日		
	合计	公立医院	民营医院	合计	公立医院	民营医院
总计	7.3	7.6	5.6	2.6	2.7	2
东部	8.8	9.2	6.7	2.3	2.4	1.8
中部	5.5	5.7	4.5	2.7	2.8	2.1
西部	6.5	6.8	4.8	2.9	3	2.4

资料来源：《中国卫生和计划生育统计年鉴 2014》。

四、资产使用效率相对较高

虽然从医院家数来看，民营医院与公立医院相差不多，但民营医院的总资产和负债价值尚不到公立医院的 1/10。民营医院的总资产只占公立医院的 8.3%，民营医院的总负债占公立医院的 11.0%，相对较高的负债导致民营医院的净资产只占公立医院净资产的 6.4%（见表 3 -6）。

表 3 -6　　　　　　　　　　资产负债对比

	总资产（万元）			负债 （万元）	净资产 （万元）
	总计	其中：流动资产	非流动资产		
公立医院	231 582 075	92 511 889	139 070 186	93 782 870	137 799 205
民营医院	19 142 482	7 586 698	11 555 785	10 313 918	8 828 565
民营/ 公立（%）	8.3	8.2	8.3	11.0	6.4

资料来源：《中国卫生和计划生育统计年鉴 2014》。

从收入方面来看，民营医院的总收入占公立医院总收入的8.7%，明显高于两类医院的净资产只比，如果剔除掉财政补贴收入，只考察医疗收入，民营医院与公立医院之间的比值为9.7%，与两类医院净资产比值的差距更大（见表3-7）。这些数据说明民营医院使用资产的效率更高。

表3-7　　　　　　　　　收入与费用对比

	总收入（万元）			总费用/总支出（万元）		
	总和	其中：财政补助收入	医疗收入/事业收入	总和	其中：医疗业务成本/医疗卫生支出/事业支出	财政项目补助支出
公立医院	212 917 829	31 149 810	174 468 862	203 669 975	163 305 552	10 534 313
民营医院	18 557 651	160 625	17 005 686	17 304 806	9 547 600	31 634
民营/公立（%）	8.7	0.5	9.7	8.5	5.8	0.3

资料来源：《中国卫生和计划生育统计年鉴2014》。

对比两类医院的医疗业务成本，可以发现，民营医院与公立医院的比值仅有5.8%（见表3-7）。这种成本差异或许源于民营医院的成本控制更加出色。

第三节　民营医院面临的困境

在持续的政策利好推动下，我国的民营医院正加快发展，近年来的增长速度高达17%左右。目前，我国民营医院数量已经接近全国总医院数的接近一半。随着我国医疗改革的深入化和全面化发展，可以预期，我国民营医院很可能会进入一个新的发展阶段。

不过，由于体制和观念等深层次因素的影响，我国的民营医院未来的发展之路将会是曲折的，还面对着一些比较麻烦的障碍。

一、与公立医院的人力资源质量差距悬殊

目前，我国的民营医院还不具备与公立医院直接竞争的实力。虽然社会资本大量进入我国的医疗服务领域，民营医院的物质资本迅速增加，但在人力资本方面，民营医院的情况不乐观。

水平高、经验丰富的医生或专家离开公立医院到医院就职的意愿不强。相对来说，在公立医院工作所获得的稳定性更加明显，无论在收入方面还是在职业发展方面，而民营医院虽然可能给予较高的短期收入，但民营医院的长期生存和发展却充满不确定性，受国家政策的变动和经营者水平的影响非常大。

高水平专家不愿意离开公立医院的另外一个原因跟收入外的其他资源或机会有关，如招收硕士、博士研究生，参与各种学术评比等。很多专家医生本来在医学院有教职，因此拥有一些在医院无法获得的科研和学生资源，给他们带来物质上和精神上的回报。一旦离开公立医院系统，医学院的资源或机会很可能就会不得不放弃——这是离开公立医院系统的另外一项不可忽略的成本。

为了弥补因放弃与公立医院里职位相联系的各种利益，民营医院只能用更高的货币收入来补偿。但是，至少就目前而言，由于种种原因，大众对民营医院医疗服务的需求量还不够大，与综合性公立医院的需求量完全不在一个层次上，绝大多数民营医院的经营利润无法支撑大量引进高水平专家、医护人员的计划。

综合起来的影响表现为，高水平的专家和医生只有在退休之后愿意去民营医院工作，以获得退休工资以外的额外收入；而尚在职的专家只愿意不公开或半公开地与民营医疗机构进行合作。

缺少了高水平专家这种领军人物，民营医院想建立高素质的医护队伍相当困难，优秀的医学毕业生和中青年医生无论在收入还是专业水平提高方面都难以形成比较乐观的预期，民营医院对他们的吸引力很弱。

虽然我国已经颁布了多点行医的政策，但其有效的执行却很困难，公立医院出于自身经营和发展的考虑会设置各种隐性和显性的障碍。这样一来，民营医院人力资源的整体质量仍然难以大幅度提升，与公立医院的差距悬殊。

现实中的对比很鲜明，公立医院相对来说吸引了大部分优质医生，而民营医院的人才结构大多呈现两头大中间小的特点，即返聘退休教授和刚毕业的医学毕业生相对较多，而有经验和能力的中坚力量医生非常少。可以预见，在中短期内，这种局面难以有实质性改观。

二、不利的税收和医保政策

我国政府在医疗机构注册制度中将医院分为非营利性医院和营利性医院两种类型。很多地方政府的医院分类管理政策非常简单，一律将公立医院归类为非营利性医院，把几乎所有的民营医院都归类为营利性医院。

尽管营利性医院可以享受税收优惠，在登记后的前三年免税，但是一个医院从建成到形成规模并达到相应的技术级别一般需要 5~8 年甚至更长的时间。这种情况下，民营医院在短短三年内实际上想实现自负盈亏都很困难。一旦三年免税期满，民营医院要参照一般的服务性企业缴纳各种税收，金额相对较为客观的税收让很多民营医院步履维艰。

浙江省温州市卫生经济学会的一份研究报告指出，营利性医院需要承担营业税、城市建设税、教育费附加、义务兵优抚费、水利水电建设基金、地方养老基金、超 960 元工资部分的企业所得税、房产税、城镇土地使用税、车船使用税、印花税和企业所得税等十多项税费负担。研究人员仅对其中六项主要税费的发生额进行了预测。结果显示，六项税费的平均总负担已占营利性医院全年医疗业务总收入的 10% 多，而平均来讲民营综合性医院的年结余只占总收入 7.66%。显然，税收比例远远超过了结余的比例。

在医保定点资格授予方面，民营医院的劣势也很明显，很多无法成为医保机构的定点医院。尽管我国的新型农村合作医疗和城镇职工基本医疗保险制度，没有明确提出民营医院不能成为医保定点医疗机构，甚至很多地方政府明确规定营利性和非营利性民营医院，均可申报城镇职工基本医疗保险定点资格，但是在现实的操作中，相关主管部门却设置了过高的门槛，民营医院很难取得医保定点资格。

据张新庆等（2009），到 2006 年底，纳入医保定点的上海市民营医院有 25 家，仅占民营医疗机构的 7.2%。2008 年北京朝阳区内有民营医疗机构 576 家，其中，有医保定点资格的民营医院为 21 家，仅占全部民营医疗机构的 3.6%。而且，即使民营医院成了社保定点机构，也不得不面对医疗费用项目、额度等方面的歧视和差别化待遇。比如，社会保险主管机构向同级别的公立医院和民营医院提供的补偿标准有较大差距。

三、不利的市场环境

虽然民营医院的发展历史不长，但实践证明鼓励民营医院发展有利于促进我国卫生资源合理配置，有利于提高医疗服务的可及性和公平性。民营医院的出现和壮大可以提高我国医疗服务的供给能力。出于参与市场竞争的需要，民营医院往往以低于公立医院的价格提供医疗服务，而且一般能够利用现有资源提供尽量高质量的医疗服务。民营医院的行为，已经让公立医院感受到了一定的竞争压力，因此在一定程度上可以促进医疗机构的合理竞争。发展和壮大民营医院有助于形成结构合理、公平竞争的良性发展的医疗服务市场。

但是，民营医院与公立医院处于所处的市场环境差异巨大。我国政府对社会资本进入医疗服务市场实行严格且不够透明的审批制度，使得民营医院整体规模偏小，不利于形成合理、充分的市场竞争。医院采购大型医疗设备需要经过较为严格的审批程序。此外，民营医院在医院等级评审、技术人员职称评定、银行贷款、征用土地等方面也受到很多限制和约束。民营医院因此无法根据需求变化自由地调整各种生产要素，调整服务内容和数量。

此外，如果对民营医院的约束和监督不力，其背后的社会资本有可能会利用患者在信息不对称或者心理承受能力差的劣势，为了追求高额利润而做出一些不利于医疗服务配置的事情。现实中，为了追求利润，民营医院之间的不正当竞争、诱导患者进行过度医疗、不当医疗的例子很多。正是基于类似案例，民营医院在消费者心中的形象欠佳，无法得到普遍的信任。其实，公立医院也有同样问题，只不过，"公立"或者"非营利"的字眼，让很多消费者认为公立医院以利润为目标而坑害患者的动机更弱。实际上，两类医院在这方面的问题很可能差不多。

毕竟，民营医院所需投资金额不小，不可能在短期内实现较好的投资收益，民营医院的所有者为了让医院长期生存在医疗市场中，可能对医疗服务价格和质量比公立医院更加重视。但消费者的误解和偏见很难在短期内消除。

四、更容易受到政策变动的冲击

在上一节，我们提到了民营医院的整体特点：由于专业技术人员等方面的限制，我国的民营医院中综合性医院较少，专科医院较多。相对于综合性医院，专科医院提供的诊疗服务范围较窄且明确，医疗工作的流程相对简单，更易于实现标准化和复制，从而形成比较优势并降低对医疗专家的依赖程度，进入门槛因此相对较低。当前我国民营医院的结构特点反映和顺应了专科医院的特点。

现实中，专科医院通过连锁经营而扩张的例子越来越多，似乎成了民营医院发展的一个重要成功模式。成功背后的原因有四个。第一，便利性是居民就医选择的重要决定因素，特别是对于常见病而言。而民营专科医院连锁化的发展模式，可以通过网络化的医疗服务机构向患者提供方便的选择。第二，通过树立统一的品牌，可以增强品牌的辨别度、认可度，有利于塑造医疗服务的品牌价值。第三，可以通过集团的统一采购，提高议价能力，实现规模经济。第四，连锁专科医院标准化程度高，容易实现有效的管理和监督。

　　不过，不管是连锁的专科医院还是非连锁的专科医院，他们的缺点也很明显：抗风险能力较弱。当遇到重要变化，特别是政策变化时，相对单一和狭窄的业务范围，使得民营医院难以规避风险。由于医疗服务行业的投资回报周期长，一旦遭受政策或市场风险，可能连成本都收不回。

　　为了弥补技术和人才方面的劣势，实现资源共和互惠互利，民营医院与公立医院开展了形式多样的合作。

　　最常见的是技术层面上的合作，比如内部会诊，民营医院如遇疑难重症患者，邀请公立医院相关专家进行会诊，共同制定最优的治疗方案；再如双向转诊，将患者从公立医院转到民营专科医院或者从民营医院转到公立医院，从而充分利用各种的优势。不过，民营医院和公立医院之间的这些技术上的合作从深度和广度来说还远远无法缓解民营医院的专业实力不足问题。

　　资本层面的合作是民营医院和公立医院之间的另外一种合作形式。相对于技术层面的合作来说，它是更深层次的合作，对于解决民营医院人才"瓶颈"和市场形象等问题的效果更明显。目前，这种合作有几种具体的模式，包括自主经营、部分"托管"、公私合作伙伴关系（PPP）、股份制经营等。

　　除了民营医院自身劣势导致合作中的不利地位的问题以外，这种合作最大的中长期风险在于政策层面，例如，政府可能出于对国有资产的流失的担心出台更加严格的审查制度和非常严厉的处罚措施。

第四章

医疗人力资源

　　医疗专业技术人员、服务人员和管理人员，共同构成了医疗服务行业的人力资源。由于医疗服务行业大量使用人力资源，而且人的因素在医疗服务的各个环节都是极其重要的，医疗人力资源的增加和优化对于任何一个国家的医疗服务行业来说都是非常关键的。

第一节　我国医疗人力资源整体变化

　　我国的医疗人力资源的发展可以分为三个阶段。

　　第一阶段是从 1949 年至 1978 年改革开放之前。在这一阶段，医疗服务人员主要分为两类：一类是在城镇医院工作的、拥有专业医疗知识的医生，另一类是分布在各个乡村里、以治疗常见病、多发病和流行病为主的"赤脚医生"。

　　不管是医院里的医生还是赤脚医生，整体而言，他们所接受的正规、系统的专业教育和培训都比较有限，工作的重点是预防和治疗常见病和流行病。医疗服务人员的收入不比工农业部门普通劳动者高，对医疗人员的鼓励以精神鼓励为主，强调"为人民服务"的宗旨。

　　总的来看，这一阶段我国医疗人力资源的特点是总量和质量都比较低。

　　第二个阶段是从 1979 年至 2000 年之前。如前两章所讨论的，在这一个阶段，我国医疗卫生体制经历了一系列比较重大的调整。这一阶段的医疗卫生体制改革的最显著特征就是放权让利，即将医院的一部分服务和药品的定价权下放到医院，并鼓励通过多种具体的经营形式实行医院的自主经营和自负盈亏。

在这一阶段，随着医生收入的上升和高等教育的普及，医生的整体专业素质和工作积极性有了很大的提高，农村的赤脚医生也基本消失，成为乡村医生。农村家庭联产承包责任制的推行使农村的合作医疗逐步瓦解，城市里的国有企业改革使得劳保医疗和公费医疗的覆盖率下降，这些变化导致我国患者自掏腰包支付医疗费用的比例明显上升。而缺乏有效监管的放权让利，使医生和医院的逐利动机大大加强，医疗资源配置效率降低，看病贵和看病难问题日益突出。

总的来看，这一阶段我国医疗人力资源的数量和质量有了一定幅度的提高，但整体水平仍不高。

第三阶段从 2000 年至今。前一阶段医疗体制的市场化改革的弊端日益明显，看病难和看病贵问题越来越受到关注。我国的医疗体制改革在批判声中开始新的探索，开始了从宏观层面到微观层面全方位的反思与重构。扩大医疗服务的供给能力成为这一阶段的重要目标之一。而作为影响医疗服务供给能力最关键因素的医疗人力资源，在市场需求的支持之下和政府的鼓励之下在总量上有大幅度提高，医疗服务人力资源的结构得到了一定程度的优化。

在这一阶段，新的农村合作医疗系统得以建立并普及，城市中的医疗保险体系也大大完善，使我国医疗服务需求的保持快速上升势头。与此同时，因为政府在医疗服务供给方面的改革比较慎重或者没有找到成熟的方案，医疗服务的供给能力增长慢于需求的增长，这导致看病贵和看病难的问题至今仍未解决。医疗服务供给能力增长相对较慢的直接原因就是医疗人力资源总量和结构的问题：医护人员的总量增长不够快，高水平的医护人员数量增长更慢。

第二节　我国医疗人力资源的现状

近些年来，我国医疗服务也发展迅速，医疗卫生人才在总量和结构发生了很大变化。从当前来看，我国医疗服务队伍的整体状况可以概括为以下几个方面。

一、医疗人力资源总量扩大且受教育水平得到明显提高

表4–1汇总了从1980年开始我国主要年份的医疗技术人员（每千人人口）的数量情况。很明显，各类医疗专业技术人员的数量都大幅度上升了，尤其是注册护士，其在2013年的数量是1980年的4倍多。

表4–1　　主要年份每千人人口医疗专业技术人员数量（人）

年份	卫生技术人员	执业（助理）医师	注册护士
1980	2.85	1.17	0.47
1985	3.28	1.36	0.61
1990	3.45	1.56	0.86
1995	3.59	1.62	0.95
2000	3.63	1.68	1.02
2001	3.62	1.69	1.03
2002	3.41	1.47	1.00
2003	3.48	1.54	1.00
2004	3.53	1.57	1.03
2005	3.50	1.56	1.03
2006	3.60	1.60	1.09
2007	3.72	1.61	1.18
2008	3.90	1.66	1.27
2009	4.15	1.75	1.39
2010	4.39	1.80	1.53
2011	4.61	1.83	1.67
2012	4.94	1.94	1.85
2013	5.27	2.04	2.04

资料来源：《中国卫生和计划生育统计年鉴2014》。

根据表4-2，从学历上来看，我国医疗服务人员的素质也显著提高，研究生（硕士或博士）学历所占的比例有了大幅上升，本科和大专学历所占的比例上升明显，中专、高中及以下学历的比例大幅下降。医疗服务人员素质的提高，一方面是因为人们对医疗服务质量的要求提高，另一方面得益于我国高等教育的大幅度扩招。

表4-2   主要年份每千人人口医疗专业技术人员数量（人）

学历	年份	合计	执业（助理）医师		注册护士	药师（士）	技师（士）	其他
				执业医师				
研究生	2013	4.2	9.3	11.4	0.1	1.9	2.3	2.6
	2002	1.1	2.3	2.8	0	0.2	0.5	0.4
大学本科	2013	24.4	38.4	45.8	12.5	19.2	23.8	20.2
	2002	13	25.7	30.7	1.2	5.2	7.5	6.1
大专	2013	38.8	31.2	26.9	47.3	34.9	41.2	35.8
	2002	26.6	31.2	31.8	24.3	19.2	28	20.8
中专	2013	30	19	14.3	38.7	34.9	29.2	35.3
	2002	46.9	33.5	28.3	64.7	45.2	50.8	48.6
高中及以下	2013	2.7	2	1.7	1.4	9.2	3.5	6.2
	2002	12.3	7.4	6.4	9.7	30.3	13.2	24.2

资料来源：《中国卫生统计年鉴2005》和《中国卫生和计划生育统计年鉴2014》。

二、医疗人力资源回报上升但增速较慢

表4-3汇总了2003～2013年间我国各行业的从业人员的平均工资情况。表的第一列将所有行业按照2013年的行业平均工资从高到低的顺序列出，其中第二行的"全部"表示所有行业的平均收入。

从2013年的收入排名情况来看，医疗卫生行业在全部19个行业中排第9，该行业平均年收入接近5.8万元，高于所有行业的平均年收入5.15万元。

表 4－3   主要年份各行业平均收入与变化（元）

年份	2003	2005	2007	2009	2011	2013	2013/2003
全部	13 969	18 200	24 721	32 244	41 799	51 483	3.69
金融业	20 780	29 229	44 011	60 398	81 109	99 653	4.80
信息传输、软件和信息技术服务业	30 897	38 799	47 700	58 154	70 918	90 915	2.94
科学研究和技术服务业	20 442	27 155	38 432	50 143	64 252	76 602	3.75
电力、热力、燃气及水生产和供应业	18 574	24 750	33 470	41 869	52 723	67 085	3.61
租赁和商务服务业	17 020	21 233	27 807	35 494	46 976	62 538	3.67
采矿业	13 627	20 449	28 185	38 038	52 230	60 138	4.41
文化、体育和娱乐业	17 098	22 670	30 430	37 755	47 878	59 336	3.47
交通运输、仓储和邮政业	15 753	20 911	27 903	35 315	47 078	57 993	3.68
卫生和社会工作	16 185	20 808	27 892	35 662	46 206	57 979	3.58
教育	14 189	18 259	25 908	34 543	43 194	51 950	3.66
房地产业	17 085	20 253	26 085	32 242	42 837	51 048	2.99
批发和零售业	10 894	15 256	21 074	29 139	40 654	50 308	4.62
公共管理、社会保障和社会组织	15 355	20 234	27 731	35 326	42 062	49 259	3.21
制造业	12 671	15 934	21 144	26 810	36 665	46 431	3.66
建筑业	11 328	14 112	18 482	24 161	32 103	42 072	3.71
居民服务、修理和其他服务业	12 665	15 747	20 370	25 172	33 169	38 429	3.03
水利、环境和公共设施管理业	11 774	14 322	18 383	23 159	28 868	36 123	3.07
住宿和餐饮业	11 198	13 876	17 046	20 860	27 486	34 044	3.04
农、林、牧、渔业	6 884	8 207	10 847	14 356	19 469	25 820	3.75

资料来源：《中国卫生和计划生育统计年鉴2014》。

在收入变动方面，从2003年到2013年，医疗卫生行业的平均工资大概上升了3.58倍，但其上升速度在国家统计局界定的19个行业中排第12位，低于全部行业平均增速。

三、医疗人力资源分布仍不均衡

我国医疗人力资源的分布长期以来存在城市和农村之间、公立医疗机构和民营医疗机构之间的不均衡。

在城乡分布方面，根据表4-4，农村的各类医疗服务人员的每千人人口数量都有了很大的提高，上升幅度高于城市里各类医疗服务人员的上升幅度。但即便如此，到2013年为止，城市里各类医疗服务人员的每千人的数量仍比农村高很多。从每千人口卫生技术人员数量来看，城市的所有卫生技术人员数量是农村的9.18/3.64 = 2.52倍；城市执业医师（含助理医师）数量是农村的3.39/1.48 = 2.29倍；城市注册护士数量是农村的4/1.22 = 3.28倍。

表4-4　　　　主要年份每千人口卫生技术人员数统计（人）

年份	卫生技术人员			执业（助理）医师			注册护士		
	合计	城市	农村	合计	城市	农村	合计	城市	农村
1980	2.85	8.03	1.81	1.17	3.22	0.76	0.47	1.83	0.2
1985	3.28	7.92	2.09	1.36	3.35	0.85	0.61	1.85	0.3
1990	3.45	6.59	2.15	1.56	2.95	0.98	0.86	1.91	0.43
1995	3.59	5.36	2.32	1.62	2.39	1.07	0.95	1.59	0.49
1998	3.64	5.3	2.35	1.65	2.34	1.11	1	1.64	0.51
1999	3.64	5.24	2.38	1.67	2.33	1.14	1.02	1.64	0.52
2000	3.63	5.17	2.41	1.68	2.31	1.17	1.02	1.64	0.54
2001	3.62	5.15	2.38	1.69	2.32	1.17	1.03	1.65	0.54
2002	3.41	—		1.47	—		1	—	—
2003	3.48	4.88	2.26	1.54	2.13	1.04	1	1.59	0.5

续表

年份	卫生技术人员			执业（助理）医师			注册护士		
	合计	城市	农村	合计	城市	农村	合计	城市	农村
2004	3.53	4.99	2.24	1.57	2.18	1.04	1.03	1.63	0.5
2005	3.5	5.82	2.69	1.56	2.46	1.26	1.03	2.1	0.65
2006	3.6	6.09	2.7	1.6	2.56	1.26	1.09	2.22	0.66
2007	3.72	6.44	2.69	1.61	2.61	1.23	1.18	2.42	0.7
2008	3.9	6.68	2.8	1.66	2.68	1.26	1.27	2.54	0.76
2009	4.15	7.15	2.94	1.75	2.83	1.31	1.39	2.82	0.81
2010	4.39	7.62	3.04	1.8	2.97	1.32	1.53	3.09	0.89
2011	4.61	6.68	2.66	1.83	2.62	1.1	1.67	2.62	0.79
2012	4.94	8.54	3.41	1.94	3.19	1.4	1.85	3.65	1.09
2013	5.27	9.18	3.64	2.04	3.39	1.48	2.04	4	1.22

注：①2002年以前，执业（助理）医师数指医生，执业医师数指医师，注册护士数指护师（士）；②城市包括直辖市区和地级市辖区，农村包括县及县级市；③分母系常住人口数。

资料来源：《中国卫生和计划生育统计年鉴2014》。

从机构数量来看，我国目前的公立医院的数量比民营医院只多20%不到，但在公立医院中的医疗服务人员的数量是民营医院的5倍（见表2-1）。

第三节　我国医疗人力资源开发和利用中的问题

一、医学专业人才培养层次整体偏低

医疗人力资源的改善受益于我国医学教育的普及和发展，而医学教育机构所培养出来的医学专业学生的数量、质量和结构直接影响到医疗服务的供给。近十几年来，我国医学教育规模扩张迅速。

随着 1999 年开始的我国高等教育的扩招，我国医学教育的院校覆盖面也不断扩大，从 1998 年到 2010 年，开设置医疗类专业的本科院校从 93 所上升到 164 所，开设了医疗类专业的专科院校从 115 所上升到 156 所，开设护理类专业的本科院校数从 25 所上升到 206 所，开设了护理类专业的专科院校数从 73 所上升到 305 所。

从医学专业毕业生数的变化，可以更加明显地看出我国医学教育规模扩张速度之快。1981 年，我国高等院校医学专业毕业人数为 9 512 人，中等职业学院医学专业毕业人数为 93 548 人，到了 2000 年对应的数值为 59 857 人和 129 893 人，分别是 1981 年的 6. 29 倍和 1. 39 倍，而到了 2013 年对应的数值分别 559 000 人和 500 063 人，分别是 1981 年的 58. 77 倍和 5. 35 倍。

与此同时，医学专业研究生的培养规模扩张得也很快。1981 年我国医学专业研究生（包括硕士和博士）的招生数、在校生数和毕业生数分别为 591 人、42 442 人和 1 512 人，到了 2013 年招生数、在校生数和毕业数分别为 66 525 人、196 621 人和 58 550 人，分别是 1981 年的 112. 56 倍、4. 63 倍和 38. 72 倍。

从以上数据可以看出，我国医学专业学生培养规模有了大幅度提升，无论是在研究生层次上，还是在大专本科层次上，或是在中专层次上。

但从这几种培养层次之间的比例来看，我国医学专业学历教育的培养层次整体还偏低。表现为本科招生数占总招生数的比例偏低，大约为 7%，医学专业大专生招生数占总招生数的 9% 左右，而中专中职层次的医学教育却在近些年以相对更快的速度扩张。究其原因，主要是因为相对来说中专中职的进入门槛低。

以上描述的我国医学教育的特点最终反映在我国医疗从业人员的学历构成上。从表 4 - 5 可以看出，2013 年我国所有的医疗技术人员中 36% 的人具有本科以上学历，其中执业（助理）医师中有本科以上学历的人占 66%，整体素质最高，注册护士、药师和技师的整体素质相对低些。这种差别与不同工作的复杂程度是基本一致的。不过，在执业（助理）医师中，中专及以下学历的人占 10% 左右，大专及以下学历的人占1/3左右。在我国本科和研究生教育不断扩张的情况下，这种学历结构显然有很大的改善空间，还可以用更多的接受过系统医学训练的本科毕业生、研究生提升医疗技术人员队伍的整体素质。

4－5　　　　　　　2013年我国医疗技术人员学历构成

| | 合计 | 执业（助理）医师 | | 注册护士 | 药师（士） | 技师（士） |
			执业医师			
研究生	6	15.1	16.5	0.1	2.8	2.7
大学本科	29.8	50.9	55.1	14.6	24.6	27.6
大专	38.6	24	20.2	49.9	36.1	41.5
中专	24	9.3	7.5	34.2	29.3	25.1
高中及以下	1.7	0.8	0.7	1.2	7.3	3

资料来源：《中国卫生和计划生育统计年鉴2014》。

我国当前医学教育整体水平偏低的状况与我国高等教育投入体制紧密相关。我国对高等院校实行中央政府和地方政府分级管理，以省级政府统筹为主的模式。中央直属院校的经费来源以政府拨款为主，而地方院校则以学杂费为主。从2008年开始，中央财政提高了部属高校医学本科生的生均拨款标准，并且在安排有关专项资金时对部属高校的医学教育予以倾斜。

而地方政府对地方医学院校的拨款标准大多与理科院校同等，或者低于部属院校。由于办学拨款机制的激励，多数地方医学院校不断扩大招生规模，以经济收入为主要目标的医学独立学院逐渐增多，中等医学职业教育则以院校合并的形式进入高等教育领域。最终的影响是，医疗人才的培养质量整体趋于下降。

二、医生定点执业制度制约了医疗人力资源的合理流动

1999年我国颁布的《执业医师法》提出在我国实行医师注册制

度，此后卫生部制定的《医师执业注册暂行办法》规定：医师变更执业地点等注册事项，须到准予注册的卫生行政部门办理变更手续，而变更注册后，原来的注册信息随之取消，医生因此要到新注册地行医。

《执业医师法》和《医师执业注册暂行办法》确立了我国医生的定点执业制度。在这种制度下，我国医生执业单位主要集中于公立医院，执业医师从公立医院向民营医院的流动很少，在公立医院之间的流动也比较少。执业医师的普遍"锁定"状态，显然与经济学理论所强调的资源合理流动和优化配置相矛盾，尤其是在我国整个医疗体系尚未成熟的阶段。每次新的政策出台，都意味着医疗资源重新组合的可能性和必要性。

2009年卫生部发布了《关于医师多点执业有关问题的通知》，标志着我国多点行医制度的开始。该通知明确了医师多点执业的定义，并特别规定医师受聘多点执业，执业地点不能超过3个。根据该通知，医师在两个以上医疗机构从事诊疗活动即算作多点执业。但多点执业不包括医师外出会诊。

此项"多点行医"政策颁布时间已久，但响应者寥寥无几，在实际操作中政策的执行难度较大。第一个原因，对于大多数医生来说，临床工作已经很多，本职工作都做不完，根本没有经历承担其他医院的坐诊任务；第二个原因，执行过程中程序较多，基层医院有坐诊需求，还需要医院和医院之间进行协商，而最终医生能得到的个人补贴金额只有几百块钱，因此，对医生的激励非常有限；第三个原因，多点执业给医生更多的自由，但是大大增加了医院的管理难度，造成大量人力资源的流失，医院管理者出于医院发展和自身利益考虑对多点执行持不欢迎态度，甚至设定种种障碍。

2015年初，卫生部下发了《关于印发推进和规范医师多点执业的若干意见的通知》提出简化多点行医的注册管理，探索实行备案管理的可能性。很明显，这种变化仍然无法解决上述三个问题中的第一个和三个。

总的来说，对于一些高端医疗人才来说，多点执业有一定的实际意义。但是，对于大多数医疗技术人员来说，其实际意义可以忽略。虽然卫生部认为医生"多点执业"可以极大地改善医生个人待遇，从而为医生带来额外收入。但可以预料，微观上的这种效果将非常不明显，而且，宏观上促进医疗资源流动和优化组合的效应同样难以获得。

三、全科医生数量偏少

根据世界家庭医生组织（WONCA）的定义，全科医生为每一个寻找医疗保健的人提供综合性医疗保健服务，必要时也安排其他卫生专业人员为其提供有关服务。从工作内容来讲，全科医生可以为社区人群组织专家会诊，协调转诊，组织健康体检等工作，也可进行健康教育，心理咨询，加强对体弱多病的群体（如老人和小孩）的护理等工作。概括来讲，全科医生做两件事：第一，诊疗多发病、常见病，预防并治疗流行病；第二，对复杂的疾病做初步诊断，提出转诊方案。

全科医生被当做现代医疗体系的看门人，对于提高医疗系统的效率、降低运行成本有非常重要的作用。发达国家对全科医生的数量和质量都非常重视，全科医生占医生总数30%～60%以上，其业务量占一半以上。美国2008年每万人口全科医生数量为9.8人，全科医生在正式上岗前都要接受系统、相对漫长的校内培养和岗位实践训练。不同于欧美国家，我国长期以来在医疗人才培养上走专业化、精细化道路，使得长期以来我国全科医生的数量和素质都较低下。

2011年国务院发布了《关于建立全科医生制度的指导意见》，提出"力争到2020年培养30万名全科医生，做到每个城市社区卫生服务机构和农村乡镇卫生院都有合格的全科医生。城乡每万名居民有2～3名合格的全科医生，成为居民健康的'守门人'"。

根据国家统计局的统计，2013年我国全科医生数量总计145 511人（其中，注册为全科医学专业的人数为47 402人，取得全科医生培训合格证书的人数为98 109人），约占全部医生总数的5.2%，我国每万人口全科医生数为1.07，这两个比例的数值都很低。而实际从事全科医疗的人数更低。从地区来看，中西部地区的每万人全科医生数比东部地区要低很多，中西部地区的全科医生数量严重不足（见表4-6）。

表4-6   2013年各地区分类别执业（助理）医师和全科医生数

		总计	东部	中部	西部
执业（助理）医师数	合计	2 794 754	1 259 952	824 551	710 251
	临床	2 154 093	972 697	652 619	528 777
	中医	398 284	166 941	109 069	122 274
	口腔	129 504	68 622	31 918	28 964
	公共卫生	112 873	51 692	30 945	30 236
	注册为全科医学专业的人数	47 402	30 517	9 233	7 652
	取得全科医生培训合格证人数	98 109	53 947	20 441	23 721
每万人口全科医生数		1.07	1.5	0.7	0.86

资料来源：《中国卫生和计划生育统计年鉴2014》。

对比下2012年和2013年的情况，让我们有理由怀疑我国全科医生的整体质量。2012年我国注册为全科医学专业的人数37 173人，到2013年变为47 402人，2012年我国取得全科医生培训合格证的人数为72 621人，到2013年变为98 109人，二者在短短一年内的增长幅度达到将近28%和35%。这很容易被理解成为了达到2020年全科医生数量目标而采取的突击行为。若真如此，全科医生的质量则难以保障。

要想提高我国医疗系统的效率，降低整个社会的医疗成本，必须培养具备高水平、高素质的全科医生，并将其合理有序地分散到基层医疗卫生机构，落实"预防为主、防治结合"的方针，促进医疗卫生服务的关口前移、重心下移，并引导病人从过度就医、盲目就医走向合理就医、分级就医。

四、公立医院低效的人员编制制度

公立医院在我国医疗体系中占有绝对优势。而在我国公立医院的人事管理中还保留着传统计划经济的落后做法：对人员实行编制数量控制。医院人员编制就是指根据医院工作需要所规定的各种工作岗位的人员数量，以及各类工作人员的数量、层次及相互间比例关系。

1978 年，我国卫生部下发的《综合医院组织编制原则试行草案》至今仍然是公立医院核定人员编制数量的依据。该草案颁布至今已有30 年之久，按当时标准核定的编制内人员数量已经不能满足医院现在的人员需求。

在近 30 年的时间里，整个宏观经济和医疗领域都发生了很多重大变化。第一，随着宏观经济高速增长，人们收入不断提高，对医疗服务的需求持续增加。第二，医学研究和医疗技术取得了多方面进步，使医院提供的服务项目不断增加，技术的复杂程度也有所提高，医院对人员的需求难免增加。第三，为了适应社会发展不得不增设一些职能科室，增加了工作内容和复杂性。第四，随着医学教育规模的高速扩张，医务工作者的教学和临床带教任务大幅度增加。第五，国家和医院越来越重视医学研究，个人出于升职的考虑也不得不重视科研，使医务人员客观的科研压力大大增加。第六，我国自 1995 年 5月 1 日起开始实行双休日制度，产假和年假等休假制度也越来越规范，使得员工实际工作日减少，从而增加了医院对人员数量的需求。

整个医疗行业对人员的需求不断增长，我国医疗服务从业人员的规模不断扩大是对需求增长的回应。1978 年我国共有卫生技术人员2 463 931 人，到 2013 年增至 7 210 578 人，是 1978 年的 2.93 倍。1978 年共有工勤技能人员 320 587 人，到 2013 年增至 718 052，是1978 年的 2.24 倍。为了缓解医院人员需求的快速增长与编制标准过时之间的矛盾所带来的影响，公立医疗机构普遍聘用了编外人员。

随着时间推移，编外人员的构成已经由过去基本上以后勤服务为主，逐渐延伸扩大到医务、财务和设备管理等岗位，甚至医疗技术岗位，从单纯的勤杂、粗壮劳力岗位扩展到技术和管理岗位。分布在医院各个岗位上的编外人员，已经成为医疗服务中不可缺少的重要力量。根据孟令芸（2010）的调查，2007 年平均每家综合医院编外人数为 219.33 人，约占医院实有人数的 1/5。医院编外人员数量和结构与医院所在地的经济条件有关，也与医院级别、性质和床位数量等有关。一般来讲，医院所在地经济状况越好，编外人员就越多；三级医院编外人员多于二级医院；附属医院和教学医院编外人员数量多于一般医院；省级医院编外人员数量多于市级医院，而市级医院编外人员多于县级医院；床位越多的医院编外人员就越多。

编外人员与编内人员在工作条件和待遇方面有程度不同的差别，主要体现在以下几个方面：第一，编外人员工作量更大，而工资更低，很少有医院能做到同工同酬。第二，编外人员晋升职称更难，竞聘职务的机会少，缺乏职业发展的上升途径。第三，受教育或培训的权利不能得到保障。第四，在奖金、住房、补贴等福利方面都有差别。

编外人员与编内人员之间差别化待遇带来的消极影响表现在很多方面。第一，往往会导致编外人员心理不平衡，缺乏归属感，主人翁意识不强，责任心也不强，这会影响医疗服务的质量，增加医疗纠纷数量。第二，编外人员可能有更强烈的危机感，担心因工作失误而随时被解聘，工作中就会过分小心翼翼，难以发挥其积极性和创造性。第三，在得不到编内人员岗位时，一些医学毕业生会放弃行医生涯，这影响了医学的学科发展和人才培养。第四，会导致编外人员的流动性过大，给医院的管理增加难度。

第五章

医疗需求：理论模型的一个扩展

到目前为止，对我国医疗改革的研究和讨论大多集中于医疗服务的供给方面。以供给面作为医疗改革的侧重点是必要和重要的，毕竟，当前我国医疗服务体系中供给及供给管理方面的问题比较多且严重，而人们对医疗的需求在短期内基本可视为稳定的。然而，我们同时也要重视对需求层面的研究。

欧美国家的医疗服务体系经过几十年的发展已经达到相对成熟的状态，但近些年来，在多个国家都不断涌出改革的呼声，其医疗体系中的矛盾越来越严重和突出。原因何在？其中一个共同的原因就是居民对医疗服务的需求发生了很大变化。医疗需求的变化成为影响这些国家未来医疗政策发展方向的一个非常关键的因素，不少国家在包括医疗服务供给方面在内的多方面医疗改革，都是居民医疗需求变化所累积起来的强大推动力的作用之下的无奈选择。

对于我国来说，医疗需求对医疗体系和政策走向的影响应该更强。因为与文化习惯、社会结构和经济环境相对稳定的欧美发达国家不同，在我国，众多能够影响居民医疗支出行为的经济和社会因素都难以保持相对稳定状态，至少从中长期来看，这些因素都可能发生非常显著的变化。因此，对医疗需求的分析应该是我国制定新的医疗政策过程中必不可少的一项基础性研究，它关系到新的医疗政策和医疗服务体系的可持续性问题，也关系到未来的进一步政策变革和体系修正的经济和社会成本。我们不但要重视眼前，也要放眼中长期。

格鲁斯曼（Grossman，1972）提出了一个医疗需求的理论模型，在此模型中，个人在医疗服务方面的消费，作为一种健康资本投资，被视为人力资本投资的一种，健康则被视为人力资本的一种具体形式，该模型因此被称作医疗需求的人力资本模型。格鲁斯曼人力资本模型的出现，从方法和思路上为医疗需求的研究开辟了一条新的道路，此后的三十多年里，分析医疗需求的理论模型基本都以该模型为基准，是对该模型从不同角度在不同程度上的扩展。对医疗需求的实证分析基本都以该模型及其扩展模型为理论基础。本章拟通过修改格鲁斯曼医疗需求的人力资本模型中的一些假设对其进行新的扩展，希望能够从理论上更加深入地理解患者的就医行为，也为进一步的实证分析提供更多的理论依据。

对格鲁斯曼人力资本模型的已有扩展可以归纳为三个方面：第一，在模型中引入不确定性，以使模型能够反映医疗服务消费过程中普遍存在的不确定性因素，这方面的研究包括：克劳卜（Cropper，1977）、达达奥尼和瓦格斯塔夫（Dardanoni & Wagstaff，1990）、塞尔登（Selden，1993）、皮科内等（Picone et al.，1998）、利利亚斯（Liljas，1998）、希多伦克（Sidorenko，2001）和封进、宋铮（2007）等，他们把健康资本存量或者健康资本折旧或者收入等作为非确定性变量来处理；第二，把诸如健康资本折旧（即健康状况下降）、人的寿命等影响医疗需求的因素内生化，欧立希和朱玛（Ehrlich & Chuma，1990）和利利亚斯（1998）属于前者的两个例子，格鲁斯曼（2000）提供了把寿命内生化的一个例子；第三，在模型中加入更多的因素，以考察在格鲁斯曼人力资本模型中没有提及的因素的可能影响，如雅各布森（Jacobson，2000）考虑了家庭规模的影响，希多伦克（2001）考虑了医疗保险的影响，古德曼等（Goodman et al.，1999）考虑了医疗服务的异质性的影响。这些理论研究揭示了一些经济变量、个人特征变量和家庭特征变量等对个人医疗需求的影响。各种理论模型对现实的解释力与它们所采用假设的现实性有很大关系。已有的对格鲁斯曼模型的几类理论扩展，由于放松了原本缺乏现实性的假设，不同程度地把理论模型与现实之间的距离拉近了，尤其是把不确定性引入到理论模型中的做法。但是，假设仍有被修改的可能。

现实世界中，人的健康状况不但要受到自然衰老即健康资本自然折旧的影响，而且也会经历健康状况（即健康资本）突然的较大幅度下降，就是患病的情况，亦即所谓的"健康冲击"（health shock）。健康冲击的特点是：具有很大的不确定性，其发生时间和程度都难以准确预测；且变化的幅度比较大。在格鲁斯曼的模型中，他假设健康资本的折旧系数以一种确定性的方式出现，因此实际上就否定了健康冲击的存在。在现有的文献中，有些研究考虑了健康资本或者健康资本折旧的不确定性，但是，它们要么没有注意健康冲击在医疗需求中的重要性，要么作了不能充分反映健康冲击特点的假定，例如，封进、宋铮（2007）假设健康资本服从马尔可夫分布，这样虽然使得健康资本具有随机性（健康资本折旧因而也具有随机性），但是它所暗含的变化的连续性特点与健康冲击的不连续性变化是不吻合的。

现实世界中与健康冲击有关的还有三个特点：第一，健康冲击本身很可能是一个跨时期变化的随机变量，也就是说，如果健康冲击发生了，它不但在当前有影响，如果不把这种冲击消灭掉，它会在以后一期或者多期继续保持影响，进一步降低健康资本存量；而且，当期以后的影响也具有不确定性，其绝对值可能比以前大，也可能比以前小。第二，对健康冲击如何作出反应的决策是可能在冲击持续存在的多个时间发生内的，不仅限于冲击发生的那个时期。某个得病的人的第一天当然要面对是否去医院的决策，如果他在当天没有去医院，第二天他仍然面对与前一天类似的决策问题。第三，健康投资决策有一定的时效性，也就是说，针对此健康冲击进行的健康投资不是总会产生健康资本的相应增加。对于某些疾病来说，在某段时间（如两周、一个月）以后，基本就无法有效地治疗了，这时候即使再进行健康投资，健康资本并不能通过彻底或者部分治愈疾病而提高。目前，尚没有把这三种情况结合起来考虑的理论研究。在这个与现实更接近的假设下扩展格鲁斯曼模型，很可能会产生更能有效解释现实问题和提示如何解决现实问题的结论。

本章将在上述更为接近现实的假设条件下，建立一个患者就医行为（即健康资本投资）的两期决策理论模型。在分析各期决策结果时采用的是迪克西特和平代克（Dixit & Pindyck，1994）研究不确定性条件下投资的分析思路。具体来说，本章将分为以下五个部分：第一节介绍本章模型的假设条件；第二节推导了两期模型中第二期健康资本投资的决策情况；第三节推导第一期健康资本投资的决策情况；第四节对模型中的参数进行赋值，考察各种健康投资决策情况及相应条件是否具有现实性；第五节是从本章的理论模型得到的结论及其在实证分析和政策制定方面的含义。

第一节　模 型 假 设

假设总共有 n 个时期，健康冲击发生在第一个时期，其大小为 Δ_1，即健康资本减小幅度为 Δ_1。如果我们不在第一个时期通过购买医疗服务而进行健康投资，健康冲击的影响在以后各个时期仍然存在，只不过程度可能有了变化，从第二期以后它使健康资本减小的幅度将一直保持为 Δ_2，如果患者此时期仍然不寻求医疗服务。不过，我们在第一期无法准确预测 Δ_2，它是随机的。令 ρ 表示效用的跨期折现系数，它介于 0 和 1 之间。为了便于推导和计算，我们还作如下简化假设：

1. 虽然我们无法准确预测 Δ_2 的值，但知道其概率分布为：以概率 q 取值为 $(1+u)\Delta_1$；以概率 $1-q$ 取值为 $(1-d)\Delta_1$。其中 $u>0$，$0 \leqslant d \leqslant 1$，$0 \leqslant q \leqslant 1$。

2. 假设一单位健康资本的产出是一单位健康时间，且将格鲁斯曼模型中的效用函数具体化为：

$$U = U(H_t,\ Z_t) = a\ln H_t + b\ln Z_t \quad t=1,\ \cdots,\ n,\ 0<a,\ b<1$$

$$(5-1)$$

3. 假设健康资本的自然折旧系数为 0，并且，如果不发生任何健康冲击，健康资本存量在各个时期都是 H，即：

$$H_t = H + I_t - \Delta_t \quad t=0,\ 1,\ \cdots,\ n \qquad (5-2)$$

4. 格鲁斯曼模型中的健康总投资的生产函数简化为：

$$I_t = (1/\lambda) M_t \qquad (5-3)$$

这里的 λ 表示形成一个单位的健康总投资需要多少单位的医疗服务（用货币度量），因此相当于健康总投资的成本。

5. 假设该患者每个时期的收入都为 y，患病冲击不会影响其收入。若此人不进行健康投资（消费医疗产品或服务），他所有的收入都用来购买消费品，此时有 $Z_t = y$；若他进行健康投资，当期用来购买消费品的资金就减少为 $y - M_t$，此时有 $Z_t = y - M_t$。

6. 假设疾病只允许该患者在第一个或第二个时期选择是否进行健康投资，即寻求医疗服务，在以后的时期里即使消费医疗服务也无法形成有效的健康投资[①]。另外，如果他一旦决定投资，就会进行足够的投资以抵消健康冲击造成的健康资本的减少，即有 $I_t = \Delta_t$，$t = 1$，2。

第二节　第二期的决策

我们先看第二个时期，即 $t = 2$ 时。在这一时期，此人所遭受的健康冲击大小为 Δ_2。他可以选择是否进行健康投资。如果进行健康投资，有 $I_2 = \Delta_2$，则本期和以后各期的健康资本存量都为 H，但本期对消费品的消费因为购买医疗服务而少于 y；如果他不进行投资，有 $I_2 = 0$，则本期和以后各期的健康资本存量都是 $H - \Delta_2$，用于消费品的支出总保持在 y 的水平上。这两种情况下，他从该时期及以后各期得到效用的总和分别为：

$$U_2^i = U(H, y - \lambda\Delta_2) + U(H, y)(\rho + \rho^2 + \rho^3 + \cdots)$$

和 $U_2^n = U(H - \Delta_2, y)(1 + \rho + \rho^2 + \rho^3 + \cdots)$

于是，此人从第二期以后（包括第二期）的效用值总和为：

$$U_2 = \max\{U_2^i, U_2^n\}$$

显然，他在第二期进行健康投资的条件为：

---

① 由于患者只能在两个时期内进行健康投资的决策，本章的模型被视为两时期决策模型。

$$U_2^i - U_2^n > 0$$

把前面的公式代入上式并整理，得到：

$$\frac{a}{1-\rho}\left[\ln H - \ln(H-\Delta_2)\right] + b\left[\ln(y-\lambda\Delta_2) - \ln y\right] > 0$$

即，$\dfrac{a}{1-\rho}\left[\ln H - \ln(H-\Delta_2)\right] > b\left[\ln y - \ln(y-\lambda\Delta_2)\right]$

亦即，$\qquad \dfrac{\ln H - \ln(H-\Delta_2)}{\ln y - \ln(y-\lambda\Delta_2)} > \dfrac{(1-\rho)b}{a}$ $\qquad$ (5-4)

从 (5-4) 式不难看出，健康投资的成本越低（λ 越小），或者消费者效用的跨期折旧越大（ρ 越大），或者效用函数中消费的权重越小（$\dfrac{b}{a}$ 越小），(5-4) 式越容易成立，患者就越倾向于进行健康资本投资。其他条件不变时，收入 y 越高，(5-4) 式左边的分母越小，患者的投资倾向于越强；而他所拥有的健康资本 H 越大，(5-4) 式左边的分子越小，投资的倾向越弱。

当给定 ρ、a、b 这三个参数时，无论 H 和 y 取何值，总存在足够小的 λ，使得 (5-4) 式左边的分母项足够小，从而保证不等式成立，此时该消费者会消费医疗服务，进行健康资本投资。相反，当 λ 大于某个临界值时，不等式不成立，此时他不进行健康资本投资。

此临界值的存在性是很容易证明的。因为 (5-4) 式的左边的分数项是 λ 的减函数，当 λ 接近于 0 时，该分数项接近无穷大（这里需要假设 H 远大于 y，一般来讲，这是个符合现实的假设），而当 λ 等于某个使得 $y-\lambda\Delta_2$ 非常接近于 0 的正值时，该分数项接近于 0。那么，肯定存在某个值 λ^* 使得：

$$\frac{\ln H - \ln(H-\Delta_2)}{\ln y - \ln(y-\lambda^*\Delta_2)} = \frac{(1-\rho)b}{a}$$

此 λ^* 就是决定此人在第二期是否购买医疗服务进行健康投资的临界值。

问题的关键是，这个 λ^* 是否是一个有实际意义的值。如果它是一个非常大的值，或者是一个微乎其微的值，它作为临界值的实际意义就不大。λ^* 的大小与 H、y 等所有的其他参数有关。在第四节，我们将对（5-4）式中其他参数赋值，分析这个临界值的可能的大小。

第三节　第一期的决策

现在我们开始考虑第一期（$t = 1$ 时）的决策。当患者在第一期就选择健康投资时，健康冲击的影响从第一期就被抵消了，因此他在所有时期的健康资本仍然为 H，只不过，他在第一期的消费不得不减少，减少的幅度等于为了进行相应的健康总投资而牺牲的可以用于消费品消费的收入，即 $\lambda\Delta_1$。在这种情况下，其所有时期的总效用为：

$$U_1^i = U(H, y - \lambda\Delta_1) + U(H, y)(\rho + \rho^2 + \rho^3 + \cdots)$$

当他不在第一个时期投资时，第一个时期的健康资本为 $H - \Delta_1$，收入为 y；第二个时期的健康冲击是随机的，因此他第一期不投资的总效用等于当期效用加上他对以后各期效用总和的预期，即：

$$U_1^n = U(H - \Delta_1, y) + \rho E(U_2)$$

上式中的最后一项表示他在第一期对第二期以后各期效用总和的预测（即期望值）。

于是，他在从第一期开始的所有期的总效用为：

$$U = \max\{U_1^i, U_1^n\}$$

此人在第一期不进行健康投资的条件为：

$$0 < U_1^n - U_1^i = U(H - \Delta_1, y) + \rho E(U_2) - U_1^i \qquad (5-5)$$

下面，我们根据患者在第二期的决策进一步分析第一期的决策。

1. 不妨假设他在第二期投资所要求的条件能够得到满足，根据第二期健康冲击的分布，我们有：

$$
\begin{aligned}
E(U_2) &= qU(H, y - \lambda(1 + u)\Delta_1) + U(H, y)(\rho + \rho^2 + \rho^3 + \cdots) + \\
&\quad (1 - q)U(H, y - \lambda(1 - d)\Delta_1) + U(H, y) \\
&\quad (\rho + \rho^2 + \rho^3 + \cdots) = qU(H, y - \lambda(1 + u)\Delta_1) + \\
&\quad (1 - q)U(H, y - \lambda(1 - d)\Delta_1) + \\
&\quad 2U(H, y)(\rho + \rho^2 + \rho^3 + \cdots)
\end{aligned}
$$

于是，把上式代入（5-5）并整理，得到：

$$0 < U(H - \Delta_1, y) - U_1^i + \rho E(U_2) = a\ln(H - \Delta_1) +$$

$$a\frac{\rho^2 + \rho - 1}{1 - \rho}\ln H + b\frac{2\rho^2 - \rho + 1}{1 - \rho}\ln y - b\ln(y - \lambda\Delta_1) +$$

$$\rho qb\ln[y - \lambda(1 + u)\Delta_1] + (1 - q)b\ln[y - \lambda(1 - d)\Delta_1] \quad (5-6)$$

因为：

$$b\frac{2\rho^2 - \rho + 1}{1 - \rho}\ln y - b\ln(y - \lambda\Delta_1) > b\frac{2\rho^2 - \rho + 1}{1 - \rho}\ln(y - \lambda\Delta_1) -$$

$$b\ln(y - \lambda\Delta_1) = b\frac{2\rho^2}{1 - \rho}\ln(y - \lambda\Delta_1)$$

这样，若 Δ_1 不是很大的值，且 $1 + u$ 和 λ 也不是很大，从而保证式（5-6）右边的第 1、4、5 项不是负数时，不等式（5-6）就会成立。在这种条件下，消费者在第一期不购买医疗服务。这里对 λ 的要求与式（5-4）对它的要求是一致的，都是要求它不能大于某一临界值，因此，式（5-4）和式（5-6）总是可能同时成立的，这就意味着该消费者在第一期不进行健康资本投资，但在第二期进行健康投资。

要注意的是，可能存在这样一种情况：不等式（5-6）不成立而不等式（5-4）成立，这意味着各参数的值使得第一期和第二期投资的条件都得到满足。此时，患者在第一期就会进行健康资本投资，不需要在第二期针对所受健康冲击进行健康投资。

2. 假设第二期不进行健康资本投资，则其第一期也不投资的条件式（5-5）具体化为：

$$0 < U(H - \Delta_1, y) + \rho E[U(H - \Delta_2, y)(1 + \rho + \rho^2 + \cdots)] -$$

$$[U(H, y - \lambda\Delta_1) + \rho U(H, y)(1 + \rho + \rho^2 + \cdots)]$$

将上式展开并整理得，

$$0 < \{a\ln(H - \Delta_1) + \frac{aq\rho}{1 - \rho}\ln[H - (1 + u)\Delta_1] + \frac{a(1 - q)\rho}{1 - \rho}\ln$$

$$[H - (1 - d)\Delta_1] - \frac{a}{1 - \rho}\ln H\} + [b\ln y - b\ln(y - \lambda\Delta_1)] \quad (5-7)$$

由于 $\quad a\ln(H - \Delta_1) + \frac{aq\rho}{1 - \rho}\ln[H - (1 + u)\Delta_1] + \frac{a(1 - q)\rho}{1 - \rho}$

$$\ln[H - (1-d)\Delta_1] < a\ln H + \frac{aq\rho}{1-\rho}\ln H + \frac{a(1-q)\rho}{1-\rho}\ln H = \frac{a}{1-\rho}\ln H$$

式（5-7）不等号右边的大括号里四项之和小于零，而其后的中括号里的两项之和大于零。于是，如果 λ 足够大，则最后两项之和就会足够大，不等式（5-7）就会成立。由于这里对 λ 的要求与第二期不投资对它所要求的条件相同，都是要求它大于某一临界值，所以，存在使此人在第一期和第二期都不投资的条件得到满足的可能性。

我们还可以看出，收入 y 越高，式（5-7）右边中括号里两项之和就越小，不等式就越不容易成立，也就是说，患者在第一期和第二期都不投资的倾向越低。由于收入的上升也会降低在第二期不投资的倾向，那么当收入 y 比较高时，他究竟在第一期投资还是在第二期投资则取决于 y 和其他参数的具体值是什么。

第四节　数　值　例　子

在前面部分，我们研究了患病者在有机会进行健康投资（治病）的两个时期里进行投资或者不投资的条件，并在对涉及的参数不做任何假定的情况下大致分析了这些条件是否能够得到满足。结果表明，在某些条件下，此人会选择在第一期就投资，也就是去治病；在某些条件下，此人不会在第一期治病，但会在第二期治病；在其他条件下，他在第一期和第二期都不会去治病。为了考察投资或者不投资的决策条件是否具有现实意义，我们在本部分将对其中的一部分参数赋以比较接近现实的值，以得到具体的投资决策条件。

在表示两期决策条件的三个式子（5-4）、（5-6）和（5-7）中出现的参数包括 ρ、a、b、λ、Δ_2、Δ_1、u、d、q、y 和 H（它们的具体含义详见第一节），总共 11 个。但是，因为 Δ_2 可以由 Δ_1、u、d、q 来表示，实际上需要赋值的参数总共有 10 个。

如果将 20 万元作为死亡赔偿金的金额，如对飞机失事或者发生矿难造成的死亡的赔偿。我们可以把这个数字理解为对一个人的健康状况从平均值下降到 0 所给予的补偿，那么这个 20 万的金额就可以当成一般水平健康资本的市场价值。基于此，我们给 H 的赋值为 20 万元。

除了 H 以外的其他参数不太容易找到比较合适的、较容易被普遍认可的值，我们下面将考虑多种赋值方案，考察患者的健康资本投资决策情况如何。

情况 1　$\rho = 0.9$、$a = b$、$\lambda = 1$、$\Delta_1 = 100$、$u = 0.2$、$d = 0.2$、$q = 0.2$、$y = 1\,200$

此时，无论 Δ_2 在所允许的范围内取任何值，（5 – 4）式总是不成立，也就是说他不会在第二期选择投资。与此同时，（5 – 7）式的右边约大于零。因此，该患者在第一期也不治病，即不进行健康投资。

这种情况下的健康冲击 Δ_1 有两个明显的特点，第一，冲击的幅度比较小，无论是从它占健康资本 H 的比例，还是从它占月收入的比例来看；第二，健康冲击的后期发展比较乐观，$q = 0.2$ 表示在第二期及以后，健康冲击只有 20% 的机会变大，但有 80% 的机会变小，而且即使变大，幅度也只有 20%（$u = 0.2$）。

情况 2　$\rho = 0.9$、$a = b$、$\lambda = 1$、$\Delta_1 = 100$、$u = 0.7$、$d = 0.2$、$q = 1$、$y = 1\,200$

此时，由于第二期投资决策条件所涉及的参数 ρ、a、b、λ、y 和 H 没有变化，所以，同第 1 种情况一样，无论 Δ_2 在所允许的范围内取任何值，（5 – 4）式总是不成立，也就是说他不会在第二期选择投资。与此同时，（5 – 7）式的右边约大于零。因此，该患者在第一期也不治病，即不进行健康投资。

与第 1 种情况不同的是，我们这次对健康冲击的后期发展给予了比较悲观的预测：$q = 1$ 说明健康冲击在第二期和以后各期必定会增大，而且增大幅度达 70%（因为 $u = 0.7$）。即使如此，此人仍然不愿意牺牲第一期或者第二期的部分消费品消费进行健康投资。

情况 3　$\rho = 0.9$、$a = b$、$\lambda = 1$、$\Delta_1 = 1\,000$、$u = 0.1$、$d = 0.2$、$q = 0.2$、$y = 1\,200$

此时，无论 Δ_2 是比 Δ_1 更大或者更小，式（5-4）都不成立，也就是说，此人在第二期仍然不进行健康投资。与此同时，（5-7）式的右边约大于零。因此，该患者在第一期也不治病，即不进行健康投资。

与前两种情况不同的是，健康冲击的幅度增大了很多。最大可能的冲击幅度（1 100）已经接近于月收入 1 200。但此人依然不愿意进行治病。

情况4　$\rho = 0.9$、$a = b$、$\lambda = 0.05$、$\Delta_1 = 1\,000$、$u = 0.1$、$d = 0.2$、$q = 0.2$、$y = 1\,200$

与第3种情况唯一的不同之处在于，此时用 λ 表示的健康总投资的形成成本（也可以理解为医疗服务的价格）小了很多。在这种情况下，不等式（5-4）成立，式（5-6）也成立，也就是说此人在第一期不投资，但在第二期进行健康投资。

情况5　$\rho = 0.9$、$a = b$、$\lambda = 0.1$、$\Delta_1 = 1\,000$、$u = 0.1$、$d = 0.2$、$q = 0.2$、$y = 1\,200$

与情况4唯一的不同之处在于，此时用 λ 表示的健康总投资的形成成本上升了一倍。在这种情况下，不等式（5-4）不再成立，式（5-7）成立，也就是说此人在第一期和第二期都不进行健康投资。

情况6　$\rho = 0.9$、$a = b$、$\lambda = 0.1$、$\Delta_1 = 1\,000$、$u = 0.1$、$d = 0.2$、$q = 0.2$、$y = 3\,000$

与情况5唯一的不同之处在于，此人的月收入上升到 3 000 元。此时，无论 Δ_2 取哪种可能的值，式（5-4）都成立，也就是说，此人在第二期进行健康投资所需要的条件得到满足。与此同时，不等式（5-6）成立。因此，他在第一期不投资但在第二期进行健康投资的条件得到满足。

情况7　$\rho = 0.9$、$a = 4b$、$\lambda = 0.1$、$\Delta_1 = 1\,000$、$u = 0.1$、$d = 0.2$、$q = 0.2$、$y = 1\,200$

与情况5唯一的不同之处在于，在消费者的效用函数中，健康所占的权重上升，达到消费的权重的四倍。而在以前的赋值中，我们都假设此人给予二者的权重是相同的。此时，无论 Δ_2 取哪种可能的值，式（5-4）都成立，也就是说，此人在第二期进行健康投资所需要的条件得到满足。与此同时，不等式（5-6）成立。因此，他在第一期不投资但在第二期进行健康投资的条件得到满足。

情况8　ρ=0.9、a=b、λ=0.1、Δ_1=1 000、u=0.5、d=0.2、q=0.8、y=3 000

此处与情况6有两点不同，第一，u从0.1上升到0.5；第二，q从0.2上升到0.8，这意味着该患者对自己病情的未来发展非常不乐观，不但认为在第一期以后病情恶化的可能性比较大（q变大），而且病情恶化的程度也不小（u变大）。

由于此种情况与情况6下（5-4）式所涉及的参数都是一样的。所以，此种情况下（5-4）式也成立，即此人在第二期的决策是进行健康投资。与情况6不同的是，此种情况下（5-6）式不能得到满足，这就意味着，此人在第一期的最优决策是进行治疗以避免健康资本的下降。

总的来看，本节所做的数值模拟证明了各种情形的投资决策的存在性，更重要的是，它们证明了这些情形的现实意义，也就是说，在对有关参数赋以不同的在现实生活中可能的值时，患者在第一期或者第二期是否进行健康投资的各种决策组合都可能成为其最优决策组合而出现；而且，各种因素在可能的现实状态下对就医行为的影响与理论分析所揭示的规律一致。

本章所列举的八种方案，虽然不可能把各种因素的影响完全展现出来，但已经给出了比较多的证据，证明了暂时推迟或者不进行健康投资的决策条件在现实情况中是可以得到满足的，而且也验证了各种因素的理论影响，并揭示了各种因素的影响与其他因素的依赖关系。例如，前3种情况说明了，当收入比较低时，即使疾病很有可能在将来变得比较严重，该患者仍然有可能不采取任何行动，这是因为把收入用于消费所带来的边际效用远大于治疗以后所可能获得的健康水平的提高而产生的边际效用。第4种情况则表明，在同样的低收入水平下，仅靠降低医疗服务的价格就可以促使患者选择就医行为。第5种情况和第6种情况说明，尽管医疗服务的价格都是同样的低，低收入者和高收入者的选择是不同的，对于高收入者来说，收入用于消费所产生的边际效用相对低些，因此把部分收入用于健康投资可能会比较划算。把第 7 种情况跟前 3 种情况对比可以发现，如果一个人认为健康更重要，尽管他的收入水平比较低，却有可能把一部分收入用于健康投资。第 8 种情况则说明了对疾病未来发展的主观判断的作用，当一个人认为疾病很有可能在将来恶化时，他会选择尽快治疗。

第五节　小　　结

本章以修订医疗需求的格鲁斯曼人力资本模型的基本假定之一——健康资本的折旧是事先可以预测的这一确定性假设为切入点，在格鲁斯曼的基本模型中以一种与现有文献做法不同且与现实更加接近的方式引入了对健康的不确定性冲击。本章还提出了一个重要的新假设：健康总投资的时效性假设，一改以往研究中实际上暗含的一个不现实假设——任何时间进行健康资本投资都可以有效地抵消健康冲击所带来的健康资本下降。在这两个主要假设基础上，本章建立了一个健康资本投资的两时期决策模型，扩展了格鲁斯曼的人力资本模型，进一步研究了收入、偏好、预期和医疗服务价格等多种因素在患者就医决策中的作用。模型分析表明：是否以及何时寻求医疗服务的决策受到多种因素的影响；在某些情况下，对疾病的不治疗或拖迟治疗行为是个人对疾病不确定性发展的理性反应。本章的数值例子分析证实了各种决策情况所要求的条件是具有现实可能性的。本章的理论模型分析有助于理解和解释现实问题，也提醒了研究人员在进行实证分析时以及决策者在制定相关政策时需要注意的问题。

具体来看，从本章理论模型得出的新结论与对政策制定、实证研究的启示大致可以归纳为以下几点：

第一，本章理论模型分析表明，如果个人所患疾病是在多期内不确定性发展的，患者就有可能在患病的当期不采取行动，而把就医行为推迟到以后的时期，甚至永远也不对该病进行治疗。这种个人对疾病未来发展的不确定性的理性反应，不同于由于预算约束的限制而缺乏足够的资金将意愿健康投资转化为现实健康投资的情况，尽管从现象上看，二者都表现为在一段时间内对已经发生的疾病的不作为。实质上，作为个人理性选择的延期治病行为是个人在消费品消费所带来的边际效用和健康资本下降所造成的健康损失的边际效用之间的权衡。患者是否推迟治疗或者不治疗受到很多因素的影响，它们最终都是通过影响消费品所产生的边际效用和健康的边际效用来起作用的。根据本章理论模型，收入（y）、对健康的偏好（a）、时间偏好（ρ）、疾病的轻重（即健康冲击的幅度，Δ_1、Δ_2）、健康资本存量的大小（H）、患者对病情发展的主观预期（q、u、d）以及健康资本投资的成本或医疗服务的价格（λ）[①]都对是否就医以及何时就医有一定影响。

由于本章对格鲁斯曼模型的扩展采用了更与现实相近的假设，我们可以比较好地解释现实中的一些现象或问题。例如，在1998年我国第二次卫生服务调查和2003年全国第三次卫生服务调查中都发现较多的"小病扛，大病拖"的现象。不少人和很多媒体都把这种现象归咎于医疗服务价格过高，导致患者没有足够的经济能力消费医疗服务。不可否认，这种说法是有一定的解释力的。本章的理论模型提供了另外一种解释，就是把患者不就医或者延缓就医行为解释为患者对疾病发展的不确定性的理性反应，这种解释应该也可以部分解释现实中的不就医现象。本章的这一结论得到了卫生部统计信息中心的两份分析报告的支持，它们指出了患者在患病后不予治疗或不到医院治疗（自我治疗）反映了一部分人对疾病的乐观预期和患者健康知识的增加。

除了可以解释现实，该理论结论也有一些政策含义。如何促进医疗资源的合理有效利用是政府在政策制定是要考虑的一个问题。不同的就医选择（自我治疗、在不同的医疗机构治疗）实际上代表的是患者消费医疗服务时所面对的不同的质量和数量组合。质量过高或数

①　它既可包括获取医疗服务需要支付的货币价格，也可包括对应的时间成本，如交通和排队所需的时间。

量过多的医疗服务消费，也许从个人角度来说是合理的（可能由于本人对健康的过度偏好，即 a 的值很高；或者患者对疾病未来发展的过于悲观估计），但是，从社会的角度来看却是一种浪费。因此，在医疗体系中建立一个健康知识学习系统，就可以避免或有效减少上述"合理的浪费"。它应该由两个部分组成，一个是健康教育子系统，功能是由学校或者医疗服务机构提供健康教育，在此子系统中，受教育者学习一般性的、基本的健康和疾病知识，他们是被动的；另一个是健康信息子系统，它为担心或者已经确定自己患病的人提供与自己的疾病相关的特定的信息，使他们能够主动地去获得有针对性的、稍微深入的疾病知识和初步的专家建议。有了以上健康知识学习系统，就可以大大缓解患者本人的错误判断或者受医疗服务人员误导所致的错误判断给社会带来的过多的医疗需求和给个人带来的过多的医疗负担，就可以引导医疗消费合理地在家庭医疗资源与社会医疗资源之间以及在不同级别的社会医疗资源之间进行分配。由于这个系统有明显的公共物品的性质，政府部门责无旁贷。

第二，本模型揭示出个人的主观预期、时间偏好、风险偏好和对健康的偏好都会影响医疗需求行为。但它们是很难以测量的，从技术上层面来看，我们很难借助实证分析估量它们对于医疗需求的影响。但是，它们在现实中的长期影响可能是很大的。从发达国家的经验来看，随着社会的发展，人们会对健康会越来越重视。不难想象，这种偏好的转移迟早也会在我国发生。对于这类因素，我们要了解它们对医疗需求的作用途径有哪些，借助直观的观察，对它们的现在的状态和未来的变化趋势有大致的判断，并在制定政策时把有可能发生的重大变化考虑进去。对于理论研究者来说，要学习和争取技术上的进步和突破，为政策制定提供更多、更有价值的实证分析依据。国外已经有些度量和分析预期和偏好等技术处理难度大的变量的前沿研究。

第三，本章的理论分析所揭示出的推迟就医行为的机制表明，一个人在患病以后的较短的时间内可能不会采取任何行动，但可能会在稍后的时间里就医。如果我们所考察的时间段过短，就容易错误地把滞后就医的需求理解为完全没有医疗需求。以很短的时间内的个人医疗需求或者支出行为得出的实证分析的结论因而是不够可靠的。与相对短的固定时间段（如一个星期）的调查或分析相比，考察较长固定时间（如半年）的就医行为和跟踪单次患病的不限定时间的就医行为的这两种研究能够提供更多相对可靠的结论。研究人员在设计调查方案和进行实证分析时，要注意所涉及的时间长短的影响。目前与我国居民医疗消费相关的调查基本上都是固定时间的短期调查（两周或四周）。研究机构应该开展完整病程或者疗程的非固定时间的调查，尽管此类调查在设计和执行方面都有不少困难。所幸的是，国外已有此类调查可以供我们参考借鉴，如美国的"医疗成本与利用情况调查"（Healthcare Cost and Utilization Project，HCUP）。

第四，本章理论模型假设健康投资的有效决策时期为两期，只有在这两个时期内，患者购买医疗服务从而实现健康资本投资，才会抵消疾病所带来的健康资本的下降。对比本章理论模型的第一期和第二期的决策条件，很容易发现：随着有效决策时期的增加，各种影响因素对就医决策的作用方式变得复杂。不难想象，如果我们继续把此两期模型扩展到三期或更多期，结果会更加复杂。一般来讲，轻度疾病允许患者在更长的时间内采取有效行动，而重度疾病允许的有效行动时间则比较短，这样一来，对于轻度疾病患者来说，他的有效决策时期增多，在每个时期，他都可以根据自己对疾病未来发展的预期决定是否在当期治病。这意味着，所患疾病在轻重程度等疾病性质上的差别对应着不同数量的有效决策时期，进而对应着可能不同的医疗需求规律和患者就医行为。因此，研究人员在设计调查方案和实证分析中要考虑到不同的患病程度所对应的可能不同的就医行为机制，针对患病程度不同的几类患者设计有些个性化的问题或者在实证分析中进行分组研究。

第六章

我国居民医疗需求的实证研究

理论模型分析向我们提示了哪些因素对个人的医疗需求有潜在影响及影响的方式如何。但是，正如现有的实证分析文献所展示的，各种潜在因素作用于不同样本时的影响很可能是有区别的。对于我国居民这样一个某些方面有些特殊的研究对象，又有哪些因素有实际影响呢？具体的影响方式是怎么样的呢？本章将利用 CHNS 的调查数据，实证分析各种重要的潜在因素对我国居民医疗需求的影响。

在本章的实证分析中，我们的研究重点是考察理论模型和已有实证分析比较强调的表示个人社会经济地位（social-economic status）的变量，如收入、教育水平、医疗保险、年龄等。第一章的历史背景介绍所展示出的城市和农村之间的一些差异性是否影响到个人医疗需求也是本章的重要考察点之一。

第一节 分析方法和思路

国外在医疗需求和支出方面的研究很多。四十多年前，格鲁斯曼（1972）提出了人力资本模型，它把可以追溯到马许金（Mushkin）、贝克（Becker）和福斯（Fuchs）的把医疗支出当成人力资本投资的思想系统化、模型化、定量化，为对医疗需求的研究打开了一扇门，成了后续发展的基准，该模型得出的结论也为实证分析提供了线索。四十多年以来，国外研究医疗或健康需求的文献大量涌现。其中，理论模型主要把居民收入、教育、年龄和保险等作为主要考虑的因素，分析不同条件下它们对医疗需求的影响方向和程度；实证分析则更明显地集中于对上述几个方面的考察（Grossman，2000，2004；Folland et al.，2003）。但是，实证分析得出的结果并不很一致，对医疗服务支出的主要影响因素在其作用的显著性和大小甚至方向上都有一些相互矛盾的结论（Zweifel & Manning，2000；Leibowitz，2004）。即使研究对象是同样的样本，实证分析结果也可能是不一致的，而结果的不一致可以部分地归因于分析方法的不同。微观层面上的医疗需求实证分析的思路和方法反映了各个时期计量经济学，尤其是微观计量经济学理论和工具的发展。

在现代微观计量经济学中，异质性是个很重要的概念，能否在计量经济学模型中合理地反映出个体或者组群的异质性行为或者过程，对得出相对可靠的分析结果往往很关键（Wooldridge，2002）。

曼宁等（Manning et al.，1981）、段等（Duan et al.，1983，1984）和波米尔和乌尔里希（Pohlmeier & Ulrich，1995）等一系列文章把两部分模型（TPM）应用于对医疗需求的分析，把就医行为分成性质有所不同、决定因素差别很大的两个过程：是否去看病的决策和花多少钱看病，并根据个体在第一个过程中的行为将样本分为两类不同的群体。这种对异质性的处理方法成了卫生经济学中经典的方法。

但是，德布（Deb）和泰维迪（Tivedi，2002）对两部分模型和潜在分类模型（Latent Class Model，LCM）进行了比较，认为LCM比TPM更能真实地反映样本的异质性特点，得出了LCM模型更可取的结论。TPM与LCM的区别在于，前者把医疗服务的消费者分为使用者和不使用者两类，而后者把他们分为较少和较频繁消费医疗服务的人两类。对于这两种方法的优劣我们很难下结论，它们的适用性很可能因为所研究的问题和所使用的数据特点而不同。二者的共同之处在于试图找到更好的方式来刻画样本的异质性特点。

到目前为止，利用微观数据研究中国居民医疗支出的文献还不多。麦坎等（Mocan et al.，2000）采用TPM模型，把医疗支出分为决定是否发生支出和医疗支出金额的两个过程，利用我国十个省

1989 年农户调查数据，研究了我国农村人口医疗需求的决定因素，得到收入、年龄、保险以及家庭内有在读学生对医疗需求都有影响，得到的收入弹性为 0.3。高梦滔、姚洋（2004）使用来自我国农业部的 8 省农户调查数据，采用了两种处理样本选择（sample selection）问题的计量分析方法，研究了农村人口两周内患病和医疗支出的影响因素，其中，重点考察了性别和生命周期的对医疗支出的影响。梁维萍等（2005）利用对 1 228 户农民家庭的健康询问调查，研究了农民医疗消费的特点，得出需求收入弹性为 0.129。封进等（2006）采用了与麦坎等（2000）相同的计量模型，利用 CHNS 1991 年和 1997 年的调查数据，分析了收入、价格、健康需求对我国农民的医疗支出的影响，得出了农民医疗支出的收入弹性为 0.35 等结论。封进、秦蓓（2006）用 CHNS1989 和 1997 两年的数据，采用类似于 TPM 的工具变量方法分析了多种因素（以收入为主）对农村人口医疗消费的影响及其变动，得出了收入对医疗消费的影响在 1989 年显著为负而在 1997 年影响不显著等结论。采用宏观数据研究我国居民的医疗支出的文献也不多，如平新乔（2003）、邹（Chow，2007），前者分析了我国农民的医疗支出特点，得出收入弹性为 0.68，后者同时分析了城市和农村人口的医疗支出特点，得出的收入弹性均大于 1。上述研究所采用的数据、方法和所得到的结论都有所不同。

本章采用了 TPM 方法，把个人医疗支出产生的过程分为患病和治病两个性质和决定因素不同的过程。

采用 TPM 方法的一个条件就是两个有先后顺序的过程是相互独立的（Duan et al.，1984）。与现有采用了 TPM 的文献（Mocan etc.，2004；封进等，2006；封进和秦蓓，2006）中的做法相比（即把医疗支出发生的过程分解为是否就医的决策过程和决定就医以后支付多少费用的决策过程），本章所划分的两个过程更容易满足这个条件。患病主要是生理反应，受遗传、生活方式（如饮食结构、休闲方式）、环境（如气候、卫生条件）和偶然事件（如车祸）等因素的直接影响；而治病产生医疗支出则是一个比较复杂的过程，既受所患病的性质和程度的影响，也受患者的支付能力和愿望影响，还受医生的判断和动机的影响，这个过程所包含的人为和经济因素较多。所以，两个过程的异质性特点更明显，它们的相互独立性比以往的划分方法更强。本章方法上的优势，有利于提高所得结果的可靠性和有效性。

与麦坎等（2004）、封进等（2006）及封进和秦蓓（2006）相比，本章所采用的模型除了具有更符合 TPM 模型要求的优点以外，还有一个重要的特点：在分析收入对医疗支出的影响、计算医疗支出的收入弹性时，本章实际上考察的是所有（患病和不患病）人群，而前二者得出的则只是患病人群的收入弹性。如果我们要考虑的政策是针对所有人群的，本研究的意义可能就会大些。

除了方法上的不同，本章的另外一个特点是实施了一系列的稳健性（robustness）检验。现有对我国居民医疗支出的实证研究基本都忽略了检查回归结果的稳健性。由于任何样本都有一定的随机性，无法保证其总能够很好地代表总体、反映总体的性质。此外，如果回归中解释变量数目较多，出现相关性比较高的两个或多个解释变量的概率会增大，这可能会严重影响结论的稳健性。

在这种分析框架下，我们利用来自于中国健康和营养调查 2006 的微观数据，分析了我国居民医疗需求的影响因素。

第二节　模型建立和弹性公式推导

本章的医疗支出模型由两个有时间先后顺序的患病方程和治病方程组成，前者用 logit 模型表示，后者用线性模型表示。模型中的 $\mathrm{Prob(ill=1)}$ 表示被调查者患病的概率，$\mathrm{med}(\cdot\,|\,\mathrm{ill}=1)$ 表示患病的被调查者的治疗费用。为了重点考察文献中普遍关注的收入、教育、保险三个反映个人社会经济地位（social-economic status）的特征变量，我们在两个方程中都把它们包括进来，分别表示为 inc、edu、ins；两个方程中其他的解释变量分别用 x_1 和 x_2 表示。

患病方程为：

$$\mathrm{prob}(\mathrm{ill}=1)=\frac{e^{\hat{c}+\hat{\alpha}_1\mathrm{lninc}+\hat{\alpha}_2\mathrm{edu}+\hat{\alpha}_3\mathrm{ins}+x_1'\hat{\alpha}+\varepsilon}}{1+e^{\hat{c}+\hat{\alpha}_1\mathrm{lninc}+\hat{\alpha}_2\mathrm{edu}+\hat{\alpha}_3\mathrm{ins}+x_1'\hat{\alpha}+\varepsilon}}$$

治病支出方程为：

$$\text{lnmed}(\ \cdot\ |\ \text{ill}=1) = \hat{c} + \hat{\beta}_1\text{lninc} + \hat{\beta}_2\text{edu} + \hat{\beta}_3\text{lnins} + x_2'\hat{\beta} + \varepsilon$$

如前所述，实证分析的结果不尽一致，也不总能支持从理论模型得出的结论。但这并不影响收入、保险和教育等变量在医疗需求或者支出研究中的地位，很重要一个原因是，收入和保险是两个非常重要的经济变量，教育是很重要的个人特征变量，它们对医疗支出的影响都有非常强的政策意义，是政府制定各种医疗或者保险政策时不可忽视的变量。其中，收入对医疗支出的影响具有最强的政策意义，医疗支出的收入弹性是最常见的衡量收入对医疗支出影响程度的指标。

在本章采用的 TPM 框架下，医疗支出的收入弹性的表达式为：

$$e_{\text{inc}} = \frac{\partial\text{lnmed}}{\partial\text{lninc}} = \frac{\partial\ln\big[\,\text{prob}(\text{ill}=1)\,\text{med}(\ \cdot\ |\ \text{ill}=1)\,\big]}{\partial\text{lninc}}$$

$$= \frac{\partial\text{lnprob}(\text{ill}=1)}{\partial\text{lninc}} + \frac{\partial\text{lnmed}(\ \cdot\ |\ \text{ill}=1)}{\partial\text{lninc}} \qquad (6-1)$$

式（6-1）中的第二项等于治病方程中的收入的系数，即

$$\frac{\partial\text{lnmed}(\ \cdot\ |\ \text{ill}=1)}{\partial\text{lninc}} = \hat{\beta}_1.$$

根据患病方程，式（6-1）中的第一项为：

$$\frac{\partial\text{lnprob}(\text{ill}=1)}{\partial\text{lninc}}$$

$$= \frac{\partial\big[\,(\hat{c}+\hat{\alpha}_1\text{lninc}+\hat{\alpha}_2\text{edu}+\hat{\alpha}_3\text{ins}+x_1'\hat{\alpha}+\varepsilon) - \ln(1+e^{\hat{c}+\hat{\alpha}_1\text{lninc}+\hat{\alpha}_2\text{edu}+\hat{\alpha}_3\text{ins}+x_1'\hat{\alpha}+\varepsilon})\,\big]}{\partial\text{lninc}}$$

$$= \hat{\alpha}_1 - \hat{\alpha}_1 \frac{e^{\hat{c}+\hat{\alpha}_1\text{lninc}+\hat{\alpha}_2\text{edu}+\hat{\alpha}_3\text{ins}+x_1'\hat{\alpha}+\varepsilon}}{1+e^{\hat{c}+\hat{\alpha}_1\text{lninc}+\hat{\alpha}_2\text{edu}+\hat{\alpha}_3\text{ins}+x_1'\hat{\alpha}+\varepsilon}}$$

$$= \hat{\alpha}_1\big[\,1 - \text{prob}(\text{ill}=1)\,\big] = \hat{\alpha}_1\text{prob}(\text{ill}=0)$$

因此，$e_{\text{inc}} = \hat{\alpha}_1\text{prob}(\text{ill}=0) + \hat{\beta}_1$。

本章的两部分模型与样本选择模型（Sample Selection Model，SSM，也被称作 Selectivity Model）一样，都是分析医疗需求或者支出的常用方法，二者有很多相似之处。本章采用 TPM 方法主要基于以下考虑：与 SSM 相比，TPM 更适合于由两个在时间上、逻辑上有先后顺序的阶段组成的过程，而且这两个阶段的决策主体是不同的（Pohlmeier & Ulrich，1995）；SSM 研究的过程也可分成两个环节，但

这两个环节可以是逻辑上同时发生的，而且，这两个环节中的决策者可能是相同的。无论如何划分医疗支出发生的过程，它的两个阶段具有较为明显的时间上和逻辑上的先后顺序，而且前一个阶段的决定者与后一阶段的决定者一般都有所不同，第一阶段的结果由患者本身和环境因素决定，而第二阶段的结果则主要由医生和疾病本身的性质决定。

第三节　数据说明和变量描述

本章使用的数据来自由北卡罗莱纳大学人口研究中心和中国疾病控制与预防中心合作开展的中国健康与营养调查。总的来说，CHNS目前是关于中国医疗问题研究的质量最高的资料来源。它所覆盖的范围较为广泛；调查问卷由国外研究机构中经验丰富的多学科专家共同设计；调查方案细致、全面，并按照一套比较严格的标准执行；调查在家庭和社区两个层次开展，并对一些重要变量从两个调查层次进行对比验证；对家庭和个人收入的统计详细，包括了住房补贴等各种非货币收入的市场价值。

不过，同任何其他数据一样，CHNS数据也有一些缺陷。例如：（1）数据记录和输入的过程中出现了一些错误，其中有些错误是可以调整的，有些则是不可调整的、甚至是无法察觉的；（2）有些变量的变量值缺失现象比较严重，如拥有保险的人所享有的保险类别和相应的赔付政策；（3）主要出于资金方面的考虑，没有在所有省份进行调查，北京、上海、四川、广东等在人口和经济地位方面比较重要的省（市）不在调查范围之内；（4）只涉及家庭内每个成员在调查前四周的患病和医疗支出情况。

针对第一类缺陷，我们进行了一些调整，主要涉及居民患病以后的就医选择行为①，除此以外的不可调整和无法察觉的错误只能当成

---

①　就医选择包括自己治疗、去卫生所、去医院或诊所、去第二家医院或诊所，在计算医疗费用时需要用到此信息。

测量误差放在干扰项中，现有文献中大多数采用此处理方法。第二类缺陷限制了我们所能研究的问题，但在某些情况下可以通过虚拟变量和工具变量等方法在一定程度上得到克服。第三类缺陷主要影响到本章结论的适用范围和程度。第四类缺陷的影响包括两个方面：由于患病和医疗支出在短期变化的随机性较大，这可能会导致我们关注的解释变量对被解释变量的解释能力比较弱，或者，所得的结果可能不具稳健性；有些解释变量在中长期会变化且对被解释变量产生实际影响，但在短期内具有相对稳定性，因此，利用短期数据的回归结果无法完整地反映这些解释变量的影响。

到目前为止，CHNS 已经完成 8 轮，分别在 1989 年、1991 年、1993 年、1997 年、2000 年和 2004 年、2009 年和 2011 年进行。由于这 8 轮调查所跨时间较长，而且正值我国相关制度变化比较频繁的时期，居民的行为方式可能存在着不连续的性质，我们以 2006 年的样本为研究对象。

CHNS2006 年调查的范围涵盖广西、贵州、黑龙江、河南、湖南、湖北、江苏、辽宁和山东 9 省（区），这 9 个省在地理位置、经济发展水平、公共资源和健康指标等方面都有很大不同。采取的抽样方法是多阶段随机簇抽样（multistage，random cluster process），样本从 9 个省（区）的 216 个基本抽样单位中随机抽取，这 216 个调查单位中有 36 个属于市区，36 属于郊区，36 属于县城，108 个属于村庄。所得到的样本包括约 4 000 个家庭，约 1.5 万人。

CHNS 调查数据所包含的内容不但比较全面，有详细的人口、经济、时间安排、劳动就业、自有资产和各种开支的详细数据，而且对某些重要数据给予了高度重视。最为明显的一个例子是，它对家庭和个人收入的搜集和处理很细致、全面。在 CHNS 调查中，收入可以通过三种方式计算出来：第一种，从直接针对收入提问的回答中计算出来；第二种，通过加总从所有活动（即收入来源）中所得的净收入得到；第三种，从对家庭和个人支出的回答计算出来。而且，全部市场活动和非市场活动所带来的收入都作为收入的一部分被包括在其中。可以说，这种对收入的细致估算在衡量中国居民收入方面的一个很大的进步，把各种非货币性质的政府补贴（如住房补贴）也包括进来是一个尤其重要的进步。

根据前面的理论模型分析结果和现有文献的研究成果，结合CHNS调查数据提供的可以使用的数据，我们将在两个不同的实证分析方程中包括不同的变量。下面，我们将详细介绍具体的变量选取情况。

患病方程中的解释变量包括被调查个人的性别、年龄、年龄的平方、受教育年数、所在家庭的人均收入（简称"人均收入"）、是否拥有医疗保险、城市/农村的居住地虚拟变量和省份虚拟变量。一般认为，患病可能性的大小与性别和年龄有关，年龄越大越有可能受疾病困扰，年龄平方的系数则反映患病可能性上升与年龄上升的关系。更多地接受教育可能会使人们知道和理解更多的卫生保健知识，更懂得爱护自己，从而减小患病可能。城市和农村在很多方面都有区别，城市比农村有更多更好的基础设施和卫生资源，但是，城市的环境质量可能比农村差，城市人口一般比农村人口较少进行体力活动，城市人口的精神压力可能更大，这些因素都可能会患病有影响。不同的省份拥有的不同的地理位置、气候特点和风俗习惯，也都可能与患病有直接关系。人均收入是表现家庭富裕程度的指标，虽然不能直接影响患病的概率，但可以通过饮食结构、居住条件和生活方式等建立与患病之间的联系。保险对患病的影响也是间接的，一方面，其他条件相同时，拥有医疗保险的人比没有保险的人更能充分享受到医疗服务的好处，因而拥有更健康的身体，会减少对医疗产品和服务的需求；另一方面，如果个人是否拥有医疗保险与其个人决策有关，如自己决定是否购买保险，或在就业时有意选择了提供医疗保险的企业，那么，是否拥有保险则可能与他对长期健康状况的自我感觉有关，自我感觉越差的人越倾向于参加保险，而由于这种自我感觉程度不同地反映了实际健康状况和潜在的发展态势，他们因此确实更有患病可能。

表6-1给出了患病方程中所包含的变量的基本统计特征。可以看出，样本中的居民大致平均地分布在9个省，男女比例大致为1:1，年龄的均值约为37岁，人均收入为1 392元，近70%居住在农

村，有 20% 的人参加了医疗保险，人均教育年限为 9 年。方程的被解释变量是表示被调查者在前四周是否有患病经历的虚拟变量①，有患病经历用 1 表示，否则用 0 表示，该变量的均值说明有 7.3% 的人在调查前的四周有患病经历。

表 6-1 患病方程中变量的基本统计特征

变量	样本数	样本均值	最小值	最大值
患病	14 885	0.0730937	0	1
女性	14 885	0.495936	0	1
年龄	14 190	36.79972	0	100.8
人均收入	14 885	1 392.439	31	8 211
城/乡	14 885	0.6956668	0	1
保险	14 555	0.2010306	0	1
教育	14 369	9.300438	0	26
辽宁	14 885	0.1043332	0	1
黑龙江	14 885	0.1009741	0	1
江苏	14 885	0.1115217	0	1
山东	14 885	0.0980853	0	1
河南	14 885	0.1134699	0	1
湖北	14 885	0.1172321	0	1
湖南	14 885	0.0988915	0	1
广西	14 885	0.130131	0	1
贵州	14 885	0.1253611	0	1

需要说明两点。第一，本章中的医疗保险包括公费医疗、商业医疗保险、合作医疗保险等各种形式的实际意义上的保险，各种保险在支付条件和报销或者减免额度上会有不同，但由于相关变量的无效回

---

① 被调查者是否患病的判断基于他们自己的判断。若他们发觉身体不适或者有明显的症状，就认为已经患病。

答较多，我们在分析中无法反映各种不同的保险类别对医疗支出的影响。第二，在教育这个变量的处理上，我们保留了 CHNS 的做法：采用了"有效教育年限"（effective education year）的赋值法，以反映多增加一年的边际影响在不同情况下是有区别的。例如，接受了 5 年的小学教育时，"教育"这个变量的值是 5，接受了小学 6 年的教育时，变量值是 6，但是从小学跨入初中而完成了初中一年的时，变量的值是 11。变量值 26 代表接受了大学 6 年以上的教育。

治病支出方程中的解释变量包括被调查个人的年龄、年龄的平方、人均收入、家庭规模、城市/农村虚拟变量、保险虚拟变量、教育年限和疾病严重程度、家庭内学生人数、患病家庭成员数。在现有的文献中，一般认为年龄和医疗支出有正向关系，至少，在超出某一年龄之后会出现这种正向关系，如 40 岁以后（Wagstaff，1993）。人均收入作为衡量家庭富裕程度的指标，一定程度上衡量了对医疗产品或者服务的购买能力。家庭规模对医疗支出的影响可以是双向的：一方面，在家庭人均收入不变时，家庭内的人口数越多，家庭的总财富就越多，当某个家庭成员患病时，可以用于他治疗的总金额就越大；另一方面，在某个家庭成员患病时，家庭人口越多，越容易得到其他家庭成员的照顾，从而用非正式的医疗替代购买医疗服务，减少医疗需求。城市和农村对医疗支出的不同影响，可能由于医疗服务设施可及性和方便性、观念意识等方面的不同所产生。由于医疗保险实际上降低患者所支付的医疗服务的价格，患者会增加对医疗服务的需求量，如果医疗服务的价格不变，治病的总支出（自付部分与保险公司支付部分之和）会增加；同时，由于保险公司在医院、药品和医疗服务的选择范围上一般都有限制，已投保病人的治病费用也可能下降。更多的教育水平可能会降低医疗需求，因为教育水平高的人在利用医疗服务生产"健康"时拥有更高的效率，可以节省医疗服务的投入；但是，由于教育水平高的人的医疗知识相对丰富，对疾病所带来的风险认识更清楚，在无法确定疾病的性质时可能会消费更多的医疗服务以尽量消除潜在的风险。疾病严重程度是疾病性质的一个方面，正常来讲，越严重的病需要的医疗服务越多（当然，如果病情非常严重，以至于不可救治时，医疗需求基本为 0。不过，对于本章所采用的变量而言，没有必要单独考虑这种情况）。家庭内学生数和患病人数对患病支出的影响主要通过改变家庭和个人预算约束来实现，现在比较流行的观点是，教育和医疗成为我国居民的主要负担，倘若如此，这两个变量值的增大都会抑制个人医疗支出。

表 6－2 给出了患病回归方程中所包含的变量及其基本统计特征。在患病样本中，有 55% 左右是女性，平均年龄近 49 岁，人均收入为 1 496 元，平均家庭规模为 3.7 人，62% 为农村人口，28% 的人拥有医疗保险，平均教育年限为 14 年多，患病程度为轻、中、重的三组的人数分别占样本的 50.71%、37.51% 和 11.78%，平均每个家庭内有 0.5 个学生、1.5 个人患病。方程的被解释变量是治病支出，由四部分组成：自己治疗的费用、在医院的看病费用（如果去医院看了病）、在第二个医院的治疗费用（如果去了第二家医院）和其他相关费用，其样本均值为 931 元。

表 6－2 治病方程中变量的基本统计特征

变量		样本数	样本均值	最小值	最大值
治病支出		840	930.7	0	65 900
女性		840	0.55	0	1
年龄		788	48.8	0.3	89.3
人均收入		840	1 496.2	38	7 847
家庭规模		840	3.7	1	9
城/乡		840	0.62	0	1
保险		826	0.29	0	1
教育		800	14.5	0	25
家庭学生数		840	0.5321	0	3
家庭患病人数		840	1.4774	1	4
患病严重程度	轻度	538		50.71%	
	中等	398		37.51%	
	严重	125		11.78%	

第四节　回归分析结果

我们用最大似然法估计了表示患病概率的 logit 模型，为避免多重共线性，代表辽宁的虚拟变量没有放入回归方程中。

得到的系数估计值及其标准差列在表 6-3 的第 2 列，各个解释变量的边际影响被列在第 3 列，其中，收入对数对应的是边际弹性。从统计显著性来看，除了山东和湖北两个省的虚拟变量不显著外，其他的变量都至少在 10% 的水平上是显著的。从经济显著性看，年龄和年龄的平方对患病概率的影响非常小；女性比男性的患病概率高0.9%；患病概率的收入弹性为 7.53%；拥有医疗保险会增大患病概率，幅度达 2.8%，说明逆向选择现象的存在，这与刘等（Liu et al.，2003）的研究结果一致；接受教育有利于健康，有效教育年限上升一年可降低患病概率 0.13%；农村人口比城市人口的患病概率低约 1.6%；患病情况的地区特点也比较显著，跟作为基组的辽宁相比，山东和黑龙江的居民患病概率低，其他省高，其中河南和广西两省居民患病概率分别高出约 6% 和 3%。

表 6-3　　　　　　　　　　患病方程的回归结果

	全部	边际影响	城市	农村
年龄	0.013 (0.008) *	0.0006	-0.007 (0.012)	0.022 (0.010) **
年龄平方	0.000 (0.000) ***	0.0000	0.000 (0.000) ***	0.000 (0.000)
女性	0.177 (0.071) **	0.0088	0.198 (0.111) *	0.147 (0.093)
ln（人均收入）	0.110 (0.043) ***	0.0753	0.176 (0.075) **	0.055 (0.053)

续表

	全部	边际影响	城市	农村
保险	0.494 (0.088)***	0.0283	0.423 (0.122)***	0.574 (0.132)***
教育	−0.025 (0.006)***	−0.0013	−0.013 (0.007)**	−0.018 (0.006)***
城/乡	−0.300 (0.076)***	−0.0158		
黑龙江	−0.467 (0.201)**	−0.0195	−0.047 (0.276)	−1.068 (0.321)***
江苏	0.338 (0.155)**	0.0190	0.267 (0.243)	0.337 (0.202)*
山东	−0.172 (0.174)	−0.0081	0.267 (0.262)	−0.575 (0.240)**
河南	0.865 (0.149)***	0.0590	0.849 (0.243)***	0.816 (0.191)***
湖北	0.244 (0.160)	0.0133	0.573 (0.241)**	−0.114 (0.220)
湖南	0.333 (0.162)**	0.0188	0.272 (0.256)	0.352 (0.209)*
广西	0.478 (0.150)***	0.0281	0.012 (0.259)	0.691 (0.185)***
贵州	0.333 (0.156)**	0.0186	0.636 (0.241)***	0.088 (0.206)
常数项	−4.718 (0.376)***		−4.943 (0.677)***	−4.689 (0.495)***
观测值数	13 857		4 228	9 629
Pseudo R²	0.11		0.09	0.12

注：*、**、***分别表示在10%、5%、1%的水平上显著；括号内的数值是标准误。

表6-3的最后两列报告的是将总样本分成所有年龄的城市和农村两个子样本以后的回归结果。与总样本回归相比，除了个别省份虚拟变量的符号和大学以及收入系数的大小有较明显的变化，保险、教育、年龄和性别的系数都没有显著变化。

有些学者认为，青少年尚未形成自主的决策能力，在生活中的很多习惯和行为受到父母和家庭的影响很大，因此用他们个人特征（如教育年限）来解释他们的患病情况可能不恰当（吴晶，2006）。为了检验这种担心在本章的回归结果中实际的影响，我们还对年龄在14岁以上、16岁以上和18岁以上的各组样本分别作了回归，相应的结果分别见表6-4的第2、3、4列。这三个子样本回归的结果很一致，稍微不同之处在于年龄变量在更高的年龄组有更大的系数。把这三个子样本回归与全部年龄回归得到的结果比较，结论也是比较一致的。除了年龄、年龄平方和性别的显著性和大小有较大区别，其他变量的显著性、方向和大小都变化不大。这证明了我们得到的回归结果的稳健性，也说明前面所提的担忧的实际影响并不大。

表6-4　　　　　　　患病方程的回归结果：按年龄分组

	全部年龄	年龄>14	年龄>16	年龄>18
年龄	0.013	0.055	0.067	0.069
	(0.008)*	(0.012)***	(0.013)***	(0.014)***
年龄平方	0.000	-0.000	-0.000	-0.000
	(0.000)***	(0.000)	(0.000)	(0.000)*
女性	0.177	0.269	0.281	0.284
	(0.071)**	(0.074)***	(0.075)***	(0.076)***
ln（人均收入）	0.110	0.102	0.099	0.103
	(0.043)***	(0.044)**	(0.045)**	(0.045)**
保险	0.494	0.449	0.453	0.459
	(0.088)***	(0.094)***	(0.095)***	(0.095)***

续表

	全部年龄	年龄 > 14	年龄 > 16	年龄 > 18
教育	− 0.025	− 0.011	− 0.010	− 0.010
	(0.006)***	(0.007)	(0.007)	(0.007)
城/乡	− 0.300	− 0.226	− 0.204	− 0.199
	(0.076)***	(0.080)***	(0.081)**	(0.081)**
黑龙江	− 0.467	− 0.534	− 0.532	− 0.561
	(0.201)**	(0.212)**	(0.212)**	(0.214)***
江苏	0.338	0.339	0.319	0.311
	(0.155)**	(0.160)**	(0.161)**	(0.161)*
山东	− 0.172	− 0.114	− 0.130	− 0.131
	(0.174)	(0.177)	(0.178)	(0.178)
河南	0.865	0.823	0.805	0.808
	(0.149)***	(0.155)***	(0.156)***	(0.157)***
湖北	0.244	0.277	0.262	0.265
	(0.160)	(0.165)*	(0.166)	(0.167)
湖南	0.333	0.300	0.289	0.251
	(0.162)**	(0.168)*	(0.169)*	(0.170)
广西	0.478	0.541	0.518	0.504
	(0.150)***	(0.155)***	(0.156)***	(0.156)***
贵州	0.333	0.323	0.306	0.289
	(0.156)**	(0.163)**	(0.163)*	(0.164)*
常数项	− 4.718	− 6.110	− 6.446	− 6.523
	(0.376)***	(0.468)***	(0.500)***	(0.522)***
观测值数	13 857	11 962	11 411	10 938
Pseudo R^2	0.11	0.12	0.11	0.11

注：＊、＊＊、＊＊＊分别表示在10%、5%、1%的水平上显著；括号内的数值是标准误。

治病支出方程的OLS回归结果见表6 – 5。其中的第2列是用所

有年龄的样本进行 OLS 回归的结果。从统计显著性来看，家庭规模、
居住在城市、教育、病情的严重程度和家庭患病人数都至少在 10%
的水平上显著。从经济显著性来看，对医疗支出影响最大的变量及其
系数依次是病情（介于 1 和 2 之间）、家庭患病人数（-0.491）、
城/乡（-0.360）、人均收入对数（0.258）、家庭规模（0.107）、医
疗保险（0.075，但不显著）、家庭学生数（-0.052，但不显著）、
教育（0.026）和年龄（0.020）。

表 6-5　　　　　　　个人治病支出方程的 OLS 回归结果

	全部	城市	农村
年龄	0.020	0.020	0.012
	(0.014)	(0.024)	(0.017)
年龄平方	-0.000	-0.000	-0.000
	(0.000)	(0.000)	(0.000)
ln（人均收入）	0.258	0.260	0.269
	(0.082)***	(0.150)*	(0.101)***
家庭规模	0.107	0.180	0.087
	(0.050)**	(0.089)**	(0.060)
城/乡	-0.360		
	(0.146)**		
保险	0.075	-0.248	0.265
	(0.168)	(0.249)	(0.232)
教育	0.026	0.039	0.001
	(0.012)**	(0.014)***	(0.010)
病情中等	1.313	1.607	1.241
	(0.143)***	(0.244)***	(0.179)***
病情严重	2.000	2.404	1.855
	(0.210)***	(0.335)***	(0.268)***

续表

	全部	城市	农村
家庭学生数	− 0.052	− 0.217	0.028
	(0.097)	(0.182)	(0.115)
家庭患病人数	− 0.491	− 0.231	− 0.633
	(0.098) ***	(0.164)	(0.121) ***
常数项	1.522	0.273	1.766
	(0.734) **	(1.305)	(0.879) **
观测值数	735	286	449
R^2	0.24	0.25	0.23

注：＊、＊＊、＊＊＊分别表示在10%、5%、1%的水平上显著；括号内的数值是标准误。

表6-5的最后两列则报告了把患病样本分为城市和农村两个子样本后的回归结果。与所有患病样本回归结果相比，主要有以下不同：原来显著的家庭规模和教育水平对农村居民的医疗支出影响变得不显著；原来显著的家庭患病人数对城市居民的医疗支出的影响也变得不显著。收入则在三个回归中都是显著的，且系数变化很小。

表6-6的第3、4、5列分别给出了把样本缩小到年龄分别在14岁、16岁和18岁以上的子样本时得到的回归结果。可以看到，除了年龄变量以外其他变量在四个回归中的显著性和系数大小都基本不变或者变化很小。

表6-6　　个人治病支出方程的 OLS 回归结果：按年龄分组

	全部年龄	年龄 > 14	年龄 > 16	年龄 > 18
年龄	0.020	0.047	0.045	0.065
	(0.014)	(0.022) **	(0.026) *	(0.028) **
年龄平方	− 0.000	− 0.000	− 0.000	− 0.000
	(0.000)	(0.000)	(0.000)	(0.000) *

	全部年龄	年龄＞14	年龄＞16	年龄＞18
ln（人均收入）	0.258	0.230	0.225	0.213
	(0.082)***	(0.087)***	(0.088)**	(0.089)**
家庭规模	0.107	0.109	0.114	0.105
	(0.050)**	(0.053)**	(0.054)**	(0.054)*
城/乡	−0.360	−0.413	−0.425	−0.420
	(0.146)**	(0.158)***	(0.161)***	(0.162)***
保险	0.075	0.041	0.024	0.040
	(0.168)	(0.182)	(0.185)	(0.185)
教育	0.026	0.033	0.033	0.033
	(0.012)**	(0.013)**	(0.013)**	(0.013)**
病情中等	1.313	1.314	1.296	1.277
	(0.143)***	(0.153)***	(0.155)***	(0.156)***
病情严重	2.000	1.980	1.962	1.972
	(0.210)***	(0.219)***	(0.223)***	(0.223)***
家庭学生数	−0.052	−0.029	−0.038	−0.033
	(0.097)	(0.106)	(0.108)	(0.108)
家庭患病人数	−0.491	−0.457	−0.467	−0.467
	(0.098)***	(0.106)***	(0.109)***	(0.111)***
常数项	1.522	0.911	1.025	0.608
	(0.734)**	(0.903)	(0.975)	(1.027)
观测值数	735	670	655	647
R^2	0.24	0.22	0.21	0.21

注：*、**、*** 分别表示在10%、5%、1%的水平上显著；括号内的数值是标准误。

为了考察可能存在的异质点（outlier）对回归结果的影响，检验 OLS 回归结果的稳健性，我们还对所有年龄的患病样本进行了分位回归（quantile regression），40%、50%、60%和70%分位回归的结果见表6-7。容易看出，除了年龄和城乡变量以外，其他变量的显著性和大小变化都不明显。

表 6-7   个人治病支出方程的分位回归结果

	40%分位	50%分位	60%分位	70%分位
年龄	0.008	0.015	0.022	0.016
	(0.019)	(0.013)	(0.015)	(0.020)
年龄平方	0.000	0.000	-0.000	-0.000
	(0.000)	(0.000)	(0.000)	(0.000)
ln（人均收入）	0.276	0.279	0.239	0.274
	(0.112)**	(0.081)***	(0.090)***	(0.120)**
家庭规模	0.153	0.133	0.108	0.134
	(0.069)**	(0.049)***	(0.054)**	(0.072)*
城/乡	-0.296	-0.229	-0.244	-0.218
	(0.203)	(0.144)	(0.159)	(0.212)
保险	-0.035	0.104	0.186	0.140
	(0.235)	(0.166)	(0.179)	(0.236)
教育	0.014	0.018	0.017	0.042
	(0.016)	(0.012)	(0.013)	(0.017)**
病情中等	1.561	1.582	1.512	1.602
	(0.202)***	(0.141)***	(0.155)***	(0.205)***
病情严重	2.066	2.133	2.264	2.329
	(0.293)***	(0.207)***	(0.228)***	(0.295)***
家庭学生数	-0.024	-0.032	-0.047	-0.074
	(0.135)	(0.095)	(0.105)	(0.139)
家庭患病人数	-0.448	-0.509	-0.433	-0.543
	(0.138)***	(0.096)***	(0.104)***	(0.135)***
常数项	0.855	0.954	1.650	1.817
	(1.000)	(0.725)	(0.807)**	(1.076)*
观测值数	735	735	735	735
Pseudo R^2	0.1584	0.1744	0.1784	0.1711

注：*、**、***分别表示在10%、5%、1%的水平上显著；括号内的数值是标准误。

为了重点考察收入对于患病样本医疗支出的影响，我们把患病样本按照所在的收入组（高、中、低）分成三个子样本进行回归，结果见表6－8。值得注意几点：越高收入组的居民的收入弹性越高（但收入系数都不显著）；家庭患病人数只在低收入和中等收入两组中有显著影响，对于高收入人群的影响却是不显著的，虽然影响的方向不变；只有在低收入组，城乡变量的系数才是显著的。

表6－8　　个人治病支出方程的OLS回归结果：按收入分组

	低	中	高
年龄	0.043	0.007	0.013
	(0.022)*	(0.023)	(0.028)
年龄平方	－0.000	－0.000	0.000
	(0.000)	(0.000)	(0.000)
ln（人均收入）	0.059	0.358	0.484
	(0.182)	(0.528)	(0.372)
家庭规模	0.107	0.159	0.117
	(0.076)	(0.092)*	(0.099)
城/乡	－0.801	0.114	0.086
	(0.484)*	(0.261)	(0.258)
保险	0.012	0.011	0.008
	(0.015)	(0.015)	(0.014)
教育	－0.282	－0.413	－0.238
	(0.285)	(0.239)*	(0.252)
病情中等	1.091	1.479	1.328
	(0.249)***	(0.251)***	(0.251)***
病情严重	1.793	2.453	1.992
	(0.345)***	(0.383)***	(0.382)***
家庭学生数	0.033	－0.259	－0.010
	(0.146)	(0.173)	(0.217)

续表

	低	中	高
家庭患病人数	− 0. 634	− 0. 639	− 0. 129
	(0. 170) ***	(0. 164) ***	(0. 182)
常数项	2. 908	0. 899	− 0. 918
	(1. 383) **	(4. 271)	(3. 285)
观测值数	252	239	244
R^2	0. 23	0. 33	0. 20

注：* 、** 、*** 分别表示在10% 、5% 、1% 的水平上显著；括号内的数值是标准误。

根据收入弹性的计算公式和上述回归结果，得出全部样本（不按年龄分组、不按城乡分组）医疗支出的收入弹性为：

$$e_{inc} = \hat{\alpha}_1 prob(ill = 0) + \hat{\beta}_1 = 0.11 \times 0.927 + 0.258 = 0.36$$

这个结果比前面提到的其他用微观数据研究我国居民医疗支出的收入弹性的文献中的结果高一些。

第五节 小 结

本章采用 TPM 方法把医疗支出的产生分解为患病和治病过程，估计了多种因素对两个过程的影响，发现省份、居住地类型（城/乡）和医疗保险对患病概率影响最大，病情的轻重、家庭患病人数、收入的高低和居住地类型是对个人治病支出影响最大的因素。所得的结果比较稳健可靠，具有比较有价值的政策含义。

总的来看，各种变量在患病和治病支出的两个过程中的作用是不同的。与是否患病关系最密切的因素包括所在省份、是否拥有医疗保险和居住在农村还是城市。性别、收入和教育水平有影响，但影响程度有限，年龄对是否患病的影响很微小。与患病支出关系最密切的因素则包括疾病严重程度、家庭患病人数、居住在城市还是农村和人均收入。家庭规模对患病支出有中等程度的影响，教育和年龄的影响则有限。需要注意的是：年龄对患病支出的影响要比对是否患病的影响明显得多；接受更多的教育可以降低患病概率，但是却会增加患病以后的治疗费用。

与流行说法不同，本章实证分析结果显示：家庭教育负担对居民医疗支出没有影响，但家庭医疗负担对医疗支出有显著的、比较大的抑制作用。可能的解释是，教育支出的金额相对稳定，比较容易预测，家庭和个人在安排资金的流动时比较容易提前考虑进这项开支，而家庭医疗支出是否发生和发生金额的大小的不确定性比较大，很难准确预测，对家庭和个人的决策冲击比较大——如果家庭成员医疗支出突然增多，家庭和个人的预算约束可能会变得非常紧张，这倾向于减少家庭和个人对医疗产品和服务的进一步消费。另外，实证分析也显示，这种预算约束的压力不会显著影响高收入阶层的医疗消费，这一点很容易理解。

鉴于我国城市和农村在包括医疗服务设施和医疗保险体系等多方面都有较大差别，不少文献在分析我国居民医疗支出行为时都假定城乡居民的医疗支出行为有很大差异性。本章实证分析结果证明了这种差异性的存在，但这种城乡差异的程度和表现方式并不如很多人想象或认为的那样。城乡医疗支出方面的差异很大程度上表现在患病概率的高低上；而影响患病以后的医疗支出的主要因素还是收入、家庭资金状况等经济因素和所患病的特点等个人非经济特征，落后的农村医疗服务设施和医疗保险系统等城乡地区差异的影响可能并不是很重要的。

虽然本章的实证分析相对于现有对我国居民医疗需求影响因素的研究文献来说在分析方法和思路上都有一些进步和改进之处，但是，本研究也存在着一些不足或者进一步发展的空间。

首先，治病方程中没有明确包含所购买的医疗产品或者服务的价格是本章的一个不足。我们实际上假设了遗漏价格这个变量与我们重点关注的解释变量不相关。

在微观分析中，医疗价格的度量是个非常麻烦的问题，因为医疗服务本身的同质性远低于普通商品。比较常见的做法是采用工具变量方法，如把某医疗机构的某种疾病的平均价格$\overline{P_i}$（或其他形式的该疾病的价格）作为某位在该机构接受治疗的、患了该病的患者所面对或者支付的价格。在无法获得完整关于$\overline{P_i}$的信息的情况下，可以采用一种折衷的办法，就是用在某医院治疗的主要或者典型的若干种性质不同的疾病的价格编造出一个价格指数，用它作为某患者在该医院就诊时所面对的价格的工具变量，一般来讲，它是个不强但尚可接受的工具变量。CHNS 的数据中，除了在医院治疗感冒的价格以外，其他医疗服务价格的变量值缺失问题普遍比较严重。所以，使用$\overline{P_i}$和价格指数的工具变量方法都不可行。

当然，如果价格变量实际上与我们包括在回归方程中的解释变量都无关的话，遗漏价格变量对本章的实证分析结果不会有实质性影响，我们所关注的重要变量的系数估计值仍然是一致的。

一般认为，医疗产品和服务是正常商品，因而有负的价格需求弹性。那么，如果治病方程中的某个解释变量与医疗价格相关，该解释变量的系数就会被低估。比较可能的情况是，收入与价格相关，因为收入高的人更有可能对质量要求相对高些，他们愿意为此支付更高的价格。

其次，虽然调查中的这 9 个省在经济发展水平和地理位置等诸多方面都不同，但是从中得到的样本与在全国范围内随机抽样得到的样本相比可能会有区别，所以在制定全国范围内的政策时，要适当谨慎地参考本章的实证分析所得的结论。

第七章

我国居民医疗需要的实证研究

早在 1995 年，哈佛大学的萧庆伦（William Hsiao，1995）教授就在他的文章中指出我国医疗服务领域中的严重不公平问题。世界银行 1997 年的报告也指出同一问题（World Bank，1997）。2000 年，世界卫生组织对各国卫生服务业进行了评估，中国在卫生资源提供的公平性上排在第 188 位，在所有国家中位列倒数第 4。最近几年，我国医疗卫生领域的社会不公平现象开始受到社会各界的广泛重视，成为群众和媒体反映强烈的社会问题之一，对我国的社会和谐构成了较大的潜在危害。

究竟什么是医疗服务中的公平性呢？1996 年 WHO 和 SIDA 在《健康与卫生服务的公平性》中强调，医疗服务的公平性是指每一个社会成员都能有相同的机会获得卫生服务，并不因其所拥有的社会特权不同而出现差别（Braveman et al.，1996）。依此定义，陈家应等（2000）与胡琳琳、胡鞍钢（2003）把医疗服务的公平性分为健康公平、医疗服务的可及性公平、实际服务利用公平和筹资公平 4 个方面。而每个方面都可以分为横向公平和纵向公平两个角度：所谓横向公平性是指对具有相同医疗需要的人群，应提供相同的医疗服务；而纵向公平性则是指对所处状态不同的每一个体，应给予不同的处理。库叶（Culyer，2003）和赵郁馨等（2005）专门定义了（医疗）卫生服务消费公平性，认为它实质上就是"按需分配"，而垂直公平是指不同的卫生服务需要应该获得不同的卫生服务；水平公平是指相同的卫生服务需要应该获得相同的卫生服务。以上对医疗服务公平性的解释使得其含义清晰化和准确化，它们实际上区分了"公平"与"平均"的不同，公平并不意味着平均，因为不同的人可能有不同的需要。需要说明两点：第一，"需要"（need）的含义不同于经济学意义上的"需求"（demand），前者有明显的客观性，而需求的强弱还受到个人预算约束和意识水平等主观因素的制约；第二，在对现实进行讨论分析时，学者们都集中讨论横向公平性。

对于我国医疗服务领域严重的不公平现象，学者们或国际机构比较一致地认为其根本原因在于我国的医疗体制，他们提出的建议都是要改革和完善我国的医疗体制，如萧（1995）、世界银行（World Bank，1997）、刘等（Liu et al.，1999）、高等（2001）、顾昕（2005）等。他们提出了改革的大方向，但所提的改革建议还属于初步想法，在形成具体的思路和方案之前尚需很多细致和深入的工作。

综观当今世界，公平和效率是绝大多数国家的医疗卫生政策中并重的两个目标。根据前面对医疗服务公平性含义的讨论，实现医疗消费公平性就是要使个人医疗需要满足的程度均等化，而实现这一目标有两种途径：第一，找出医疗需要的人群分布特点，让高需要人群的需要得到更好地满足；第二，找出高医疗需要人群的特征，自然合理地降低他们的个人医疗需要。很明显，研究医疗需要与个人特征（包括家庭特征）的关系是这两种途径的必经之路，是实现医疗消费公平目标的一项基础性环节。

本章旨在利用中国健康与营养调查（CHNS）的调查数据从微观层面上实证分析个人特征与个人医疗需要之间的关系，为制定着眼于提高我国医疗消费公平性的政策提供实证线索和依据。

本研究的主要创新有两点：第一，将患病细分为轻度患病、中度患病和患重病三种情况，将三者与没有患病视为同类情况，综合起来作为反映医疗需要的被解释变量，建立一个有序选择模型（Ordered Response Model，简称 OR 模型）。在现有文献中，一些学者提出可以用是否患病作为二元被解释变量建立 logit 模型或者 probit 模型来研究医疗需要的决定因素并进而研究医疗不公平问题（陈家应等，2000；修燕、徐飚，2002），也有些学者用此方法实证研究了我国医疗不公平的影响因素（张鹭鹭等，2002；林相森，2007）。用患病/没有患病表示医疗需要的做法虽然有一定意义，但其缺陷比较明显：患病次数相同但所患疾病特征不同的两个人的医疗需要差别可能是很大的，仅仅用患病概率来表示的医疗需要无法反映出这种差别。一般而言，一个人患病程度越重，他对医疗服务的需要就越强，因此本章的做法是对现有衡量医疗需要方法的改进。第二，本章对 OR 模型的估计采用了半非参数方法，它的优势在于避免了参数估计方法所依赖的分布假设。参数估计方法都是基于一定的分布假设之上的，估计结果的有效性和可靠性严格依赖于这些假设是否成立，而实际数据与这些假设可能存在着矛盾，而且，严谨地直接检验这些假设往往很困难，甚至不可能。采用半非参数估计方法有助于我们得到稳健可靠的结论。目前，尚没有采用半非参数方法实证研究我国居民医疗需要的文献。

本章接下来的内容安排如下：第一节，介绍 OR 模型及其半非参数估计；第二节，进行数据说明和变量描述；第三节，报告并分析回归结果；第四节，归纳出本章的主要结论及相应含义。

第一节　OR 模型及其半非参数估计

OR 模型是用可观测的有序反应数据建立模型来研究不可观测的潜变量（latent variable）变化规律的方法。本章所研究的医疗需要 y^* 就可视为一种潜变量，因为我们无法直接观测到它的具体值。医疗需要的决定方程用线性形式表示如下：

$$y_i^* = x_i'\beta + \varepsilon_i \quad i = 1, 2, \cdots, n \qquad (7-1)$$

此处的 x_i 是可能影响医疗需要的一组解释变量的观测值，β 是相应的一组未知系数，ε_i 是分布函数为 F 的误差项。

在当一个人患病以后，他对医疗服务需要的程度是由其所患疾病本身的性质决定的。一般来讲，患病程度越严重，他对医疗服务的需要就越强。因此，尽管这里的 y_i^* 是无法观测到的，但它可以与另外一个可以观测到的变量 y_i 有如下关系：

$$y_i = \begin{cases} 1, & \text{当 } y_i^* < \mu_1 \text{ 时} \\ 2, & \text{当 } \mu_1 \leq y_i^* < \mu_2 \text{ 时} \\ \vdots \\ J, & \text{当 } \mu_{J-1} \leq y_i^* \text{ 时} \end{cases}$$

y_i 是取值范围为 $\{1, 2, \cdots, J\}$ 的离散变量，表示某人所患疾病的程度，μ_i 是一组参数，且 $\mu_1 < \mu_2 < \cdots < \mu_J$。这样，$y^*$ 就被彻底划分为 J 个互不重叠的区间，y 表示某个具体的观测值落到了哪个区间。不难看出，y 取某个特定值 j 的概率为：

$$\Pr[y_i = j] = \begin{cases} F(\mu_1 - x_i'\beta) & \text{当 } j = 1 \text{ 时} \\ F(\mu_j - x_i'\beta) - F(\mu_{j-1} - x_i'\beta) & \text{当 } 2 \leq j \leq J - 1 \text{ 时} \\ 1 - F(\mu_{j-1} - x_i'\beta) & \text{当 } j = J \text{ 时} \end{cases}$$

接下来，把 y 作为被解释变量，建立了 OR 模型。此模型的对数似然函数即为：

$$\ln L = \sum_{i=1}^{N} \sum_{j=1}^{J} \ln \left[F(\mu_j - x_i'\beta) - F(\mu_{j-1} - x_i'\beta) \right] \qquad (7-2)$$

在函数 F 确定之后，通过最大化拟对数似然函数（7-2），我们就可以估计出 OR 模型中的系数 β 和参数 μ_i（j<J）。而通过上面推导可以看出，估计所得到的 β 就是医疗需要模型（7-1）中的系数 β，二者是一样的。

OR 模型的参数估计法和半非参数估计法的区别就在于对 ε_i 的分布函数 F 的假定上。参数估计法将其设定为标准正态分布，于是上式中的 F 全部由标准正态分布的累积分布函数 Φ 替换，此时的模型实际上就退化为常见的 Ordered Probit 模型（简写为 OP 模型）。而半非参数法与此不同，它将 ε_i 的分布函数视为未知函数，用 Hermit 形式的展开方法来逼近 ε_i 的概率密度函数。本章所采用的具体形式如下：

$$f_K(\varepsilon) = \frac{1}{\theta} \left(\sum_{k=0}^{K} \gamma_k \varepsilon^k \right)^2 \phi(\varepsilon) \qquad (7-3)$$

其中，$\phi(\varepsilon)$ 是标准正态分布的密度函数，而

$$\theta = \int_{-\infty}^{\infty} \left(\sum_{k=0}^{K} \gamma_k \varepsilon^k \right)^2 \phi(\varepsilon) d\varepsilon$$

为方便起见，我们把 γ_0 设为1。容易证明，这种处理并不会改变上面的概率密度函数。

根据此概率密度函数，得出 ε_i 的分布函数为：

$$F_K(\lambda) = \frac{\int_{-\infty}^{u} \left(\sum_{k=0}^{K} \gamma_k \varepsilon^k \right)^2 \phi(\varepsilon) d\varepsilon}{\int_{-\infty}^{\infty} \left(\sum_{k=0}^{K} \gamma_k \varepsilon^k \right)^2 \phi(\varepsilon) d\varepsilon} \qquad (7-4)$$

只要未知的概率密度函数满足某些平滑性条件，它就可以通过不断提高 K 由上述 Hermit 序列任意程度地逼近。除此之外再加上比较"温和"的正则性等条件，模型中的系数就可以通过最大化拟似然函数一致地估计出来，其中，拟似然函数（7-2）中的未知分布函数由式（7-4）替换。（Gallant and Nychka，1987）

从（7-3）式我们也可以看出：OP 模型其实是 OR 模型半非参数估计的一种特殊情况。只要把 $\gamma_k(k \neq 0)$ 都设为0，式（7-3）就变为标准正态分布的密度函数了，这意味着 ε_i 服从标准正态分布，此时对 OR 模型的估计就等同于普通的 OP 模型的参数估计。此外，还可以证明：当 $K \leqslant 2$ 时，$\gamma_k(k \neq 0)$ 都为0的条件能够成立。于是，$K = 3$ 是我们进行半非参数估计的起点。此外，鉴于 OR 半非参数估计对 OP 模型的嵌套性质，我们可以用似然比检验（LR test）验证进行半非参数估计的必要性。

以上介绍了 OR 模型的半非参数估计的基本思路和主要特点，更详细的技术性介绍和讨论参见斯图尔特（Stewart，2005）。

第二节　数据和变量说明

本章所使用的微观数据来自中国健康与营养调查（China Health & Nutrition Survey，CHNS），是北卡罗莱纳大学人口研究中心和中国疾病控制与预防中心的合作项目。整体而言，CHNS 目前是与中国医疗问题相关的质量最高的数据。它覆盖范围较广，包括广西、贵州、黑龙江、河南、湖南、湖北、江苏、辽宁和山东9省

（区），这 9 个省（区）在地理位置、经济水平、公共资源和健康
指标等方面都有差异；调查问卷由经验丰富的多学科专家组设
计；调查方案细致、全面，并按照一套比较严格的标准执行；调
查在家庭和社区两个层次开展，并对一些重要变量从两个层次进
行对比验证；对家庭和个人收入的统计详细，包括了住房补贴等
各种非货币收入的市场价值。本章以 2006 年的样本为研究对象
进行分析。

　　反映个人社会经济地位和人口学特征的变量被视为可能影响个人
医疗需要的主要变量，例如：收入、教育水平、职业、种族、年龄、
性别、家庭特征等。从现有实证研究文献来看，个人社会经济地位和
人口学特征的影响在显著性和大小方面往往表现出或大或小的差异，
这种差异可能是因为不同的样本或总体有不同行为方式，也可能由于
研究方法的不同造成的。本实证研究的目的也在于考察这些基本变量
对我国居民的医疗需要是否存在影响。除了以上变量，本章还要控制
两类变量的影响：一类是表示医疗服务可及性的变量，另一类（个）
是表示城乡差别的虚拟变量。很多学者认为我国特殊的城乡差别现象
（与本章研究相关的包括城乡在公共医疗设施等多方面的差别）使得
城乡因素也是影响我国居民医疗需要的一个重要因素之一。鉴于此，
我们在实证分析中把反映居住地是城市或农村的虚拟变量也包括
进来。

　　具体来讲，本章回归中的解释变量包括被调查个人的性别、年
龄、年龄的平方、教育水平（小学、初中、高中、中专、大专或本
科、研究生）、所在家庭的人均收入水平（高、中、低，简称"收
入水平"）、婚姻状况、城市/农村的居住地虚拟变量、到医院就
诊所需的交通时间和交通费用，以及表示被调查者职业的虚拟
变量。

　　上述解释变量对个人患病情况的影响有多种可能的途径。一般认
为，对医疗服务的需要年龄有关，年龄越大越有可能受疾病困扰，所
需的医疗服务就越多，至少，在超出某一年龄之后会出现这种正向关
系，比如 40 岁以后（Wagstaff，1993）；但二者之间的关系可能并不

是简单的线性关系。更多地接受教育可能会使人们知道和理解更多的卫生保健知识，更懂得爱护自己，从而减小患病可能，同时，教育水平高的人在利用医疗服务生产"健康"时拥有更高的效率，可能会节省医疗服务的投入。另外，由于教育水平高的人的医疗知识相对丰富，对疾病所带来的风险认识更清楚，在无法确定疾病的性质时可能会消费更多的医疗服务以尽量消除潜在的风险。在我国，城市和农村在很多方面都有区别，城市比农村有更多更好的基础设施和卫生资源，城市和农村在医疗服务设施可及性和方便性等方面的差别的长期存在，可能使得城市和农村人口在健康状况发生了分化；城市的环境质量可能比农村差，城市人口一般比农村人口较少进行体力活动，城市人口的精神压力可能更大，这些情况都可能会对医疗需要有影响。人均收入水平是表现相对的家庭富裕程度的指标，虽然不能直接影响医疗需要，但可以通过饮食结构、居住条件和生活方式等建立与患病和医疗服务之间的联系；同时，收入水平也反映一个人在社会中所处的经济阶层，可以通过心理或精神途径影响一个人的生理健康。到医院就诊所需的交通时间和交通费用分别从不同角度反映医疗服务的可及性，比较差的可及性会妨碍居民在患病时得到及时诊治，这可能会导致他们健康状况相对差，这就意味着他们有更强的医疗需要。不同的职业在作业环境条件、劳动方式、工作强度、精神压力、社会认同感等方面都不同，这些都可以影响个人生理和心理健康状况从而影响个人医疗需要。

表7-1给出了本章 OR 回归模型中的解释变量和被解释变量的基本统计特征。回归中使用的样本数为 4 250；全部是 18 岁以上成年人，其中有 41.5% 左右是女性；平均年龄约 41.6 岁；70.3% 为农村人口；受教育水平在初中以下的占 66.4%，大专或本科约占 10.7%；家庭人均收入是按家庭所有成员数平均得来的，样本中的被调查者来自低、中、高收入水平家庭的比例分别约为 27.7%、34.4% 和37.8%；到医院看病所需的交通时间均值为 13 分钟，最大值为 7.5 小时，交通费用均值为 0.83 元，最大值为 80 元。

表 7 - 1   变量的基本统计特征

变量	样本数	样本均值	最小值	最大值
女性	4 250	0.4148	0	1
年龄	4 250	41.5499	18	79
农村	4 250	0.7031	0	1
在婚	4 250	0.8880	0	1
看病交通时间	4 250	13.1623	0	450
看病交通费用	4 250	0.8325	0	80

变量	变量值	样本数	比例（%）
收入水平	低	1 179	27.74
	中	1 463	34.42
	高	1 608	37.84
教育水平	小学	1 034	24.33
	初中	1 786	42.02
	高中	611	14.38
	中专	363	8.54
	大专、本科	453	10.66
	研究生	3	0.07
职业	高级技术工作者	219	0.0515
	一般技术工作者	195	0.0459
	管理者、行政官员	201	0.0473
	办公室工作人员	249	0.0586
	农民、渔民、猎人	1 689	0.3974
	技术工人	310	0.0729
	非技术工人	451	0.1061
	军官、警官	7	0.0016
	士兵、警察	9	0.0021
	司机	161	0.0379
	服务行业人员	554	0.1304
	运动员、演员、演奏员	10	0.0024
	其他	195	0.0459
患病情况	无病	3 643	85.72
	轻度	294	6.92
	中等	281	6.61
	严重	32	0.75

被调查者的职业共分为13类，其中，农民、渔民和猎人约占样本总数的40%，这是人数最多的一类；人数第二多的是服务行业人员（管家、厨师、服务员、看门人、理发员、售货员、洗衣工、保育员等），约占13%；人数第三多的是非技术工人（普通工人、伐木工等），约占11%；第四多的是技术工人（工段长、班组长、工艺工人等），约占7%；办公室一般工作人员（秘书、办事员）、高级专业技术工作者（医生、教授、律师、建筑师、工程师等）、管理者和行政官员（厂长、政府官员、处长、司局长、行政干部及村干部等）和一般专业技术工作者（助产士、护士、教师、编辑、摄影师等）各约占5%左右；司机人数不到4%。另外三类（军官、警官；士兵、警察；运动员、演员、演奏员）人数比较少各约占0.2%。最后一类"其他"是上述类别中没有包括的职业。

本章OR回归模型中的被解释变量是被调查者的患病情况：在被调查的四周内，样本中没有得过病的人约占85.7%，得了程度较轻的疾病的人约占6.9%，得了中等病情的疾病的人约占6.6%，得了重度疾病的人占不到0.8%。

第三节 回归结果

接下来，我们用CHNS 2006年的调查数据借助半非参数方法估计OR模型，以估计出表示各种因素对医疗需要影响的系数β并进行统计推断。

为选择合适的残差分布函数中参数K的值从而正确地设定模型，我们需要把K从3不断提高。由于低阶K对应的模型是嵌套在高阶K所对应的模型的，我们可以用LR检验来确定合适的K值。

表7-2报告了K取不同值时对OR模型进行半非参数估计并进行LR检验的结果。这里的LR检验有两种。第一种是K取大于3的整数时的模型分别对K=2时对应的普通OP模型的LR检验，表7-2的第5列报告了它们对应的p值，由此我们看出：当K分别取3、

4、5、6 时对应的 OR 模型等同于 OP 模型，但是当 K 等于 7 和 8 时，OR 模型显著不同于 OP 模型的估计结果，故此，用参数方法估计的、基于正态性分布假设的 OP 模型被拒绝。

表 7 – 2 　　　　　　　　　LR 检验结果

K	对数似然值	对普通 OP 的 LR 检验	自由度	p 值	对 K – 1 阶模型 的 LR 检验*	p 值
2	– 2 215. 4939					
3	– 2 214. 6631	1. 6616	1	0. 1974	1. 6616	0. 1974
4	– 2 214. 5058	1. 9762	2	0. 3723	0. 3146	0. 5749
5	– 2 214. 2883	2. 4112	3	0. 4916	0. 435	0. 5095
6	– 2 214. 126	2. 7358	4	0. 6030	0. 3246	0. 5689
7	– 2 205. 334	20. 3198	5	0. 0011	17. 584	0. 0000
8	– 2 205. 057	20. 8738	6	0. 0019	0. 554	0. 4567

＊此处 LR 检验的自由度均为 1。

接下来的问题是：进行半非参数估计时 K 的取值应该是多少呢？第二种 LR 检验，也就是 K 阶的 OR 模型与 K – 1 阶的 OR 模型之间的 LR 检验，可以用来确定 K 的取值。表中第 7 列报告了 K 分别取 3、4、5、6、7 和 8 时这种 LR 检验对应的 p 值，从此我们可以看出 K 取 8 和 7 时模型的估计结果没有显著性差异，但 K 取 7 和 6 时模型的估计结果存在显著性差异，这告诉我们 K 的最终取值应该是 7。

在估计 OR 模型时，为避免多重共线性问题，表示低收入水平、教育水平为小学和职业为"其他"的三个解释变量没有被放在回归方程中，低收入、教育水平为初中和从事"其他"职业的人实际上就是我们的基准。

表 7 – 3 报告了估计结果。其中，第 1 列是解释变量名称，第 2、3 列给出的是半非参数法估计 OR 模型得出的结果，最后两列给出的是估计 OP 模型得出的结果，以供对比。

表 7 - 3　　　　　　　　　　回归结果

解释变量	OR 模型（K = 7）		OP 模型	
	系数	与"农村"的系数比	系数	与"农村"的系数比
年龄	- 0.0079 (0.0108)	0.0372	- 0.0090 (0.0152)	0.0387
年龄平方	0.0032** (0.0001)	- 0.0151	0.0003* (0.0002)	- 0.0013
女性	0.1194** (0.0524)	- 0.5624	0.1344*** (0.0505)	- 0.5781
在婚	- 0.1029 (0.0785)	0.4847	- 0.1033 (0.0887)	0.4443
中等收入	- 0.0024 (0.0612)	0.0113	- 0.0017 (0.0616)	0.0073
高收入	- 0.0105 (0.0655)	0.0495	- 0.0074 (0.0693)	0.0318
农村	- 0.2123*** (0.0652)	1.0000	- 0.2325*** (0.0568)	1.0000
初中	- 0.1001* (0.0610)	0.4715	- 0.1159* (0.0614)	0.4985
高中	- 0.1580* (0.0889)	0.7442	- 0.1928** (0.0867)	0.8292
中专	- 0.1063 (0.1185)	0.5007	- 0.1495 (0.1144)	0.6430
大专、本科	- 0.0310 (0.1224)	0.1460	- 0.0131 (0.1167)	0.0563
研究生	- 7.5649*** (0.2645)	35.6331	- 7.5649 (24 700 000)	32.5372
看病交通时间	0.0000 (0.0014)	0.0000	0.0002 (0.0018)	- 0.0009
看病交通费用	0.0005 (0.0066)	- 0.0024	- 0.0018 (0.0094)	0.0077

续表

解释变量	OR 模型（K = 7）		OP 模型	
	系数	与"农村"的系数比	系数	与"农村"的系数比
高级技术工作者	0.0931 (0.1514)	− 0.4385	0.1047 (0.1619)	− 0.4503
一般技术工作者	− 0.2141 (0.1684)	1.0085	− 0.2192 (0.1747)	0.9428
管理者、行政官员	0.0065 (0.1567)	− 0.0306	− 0.0097 (0.1605)	0.0417
办公室工作人员	0.0098 (0.1544)	− 0.0462	− 0.0195 (0.1562)	0.0839
农民、渔民、猎人	0.0422 (0.1194)	− 0.1988	0.0341 (0.1188)	− 0.1467
技术工人	0.1450 (0.1397)	− 0.6830	0.1474 (0.1408)	− 0.6340
非技术工人	− 0.0230 (0.1301)	0.1083	− 0.0193 (0.1348)	0.0830
军官、警官	− 0.0092 (0.5309)	0.0433	− 0.0483 (0.5946)	0.2077
士兵、警察	− 8.3625 *** (0.3347)	39.3900	− 7.2974 (14 500 000)	31.3867
司机	− 0.0876 (0.1776)	0.4126	− 0.1187 (0.1760)	0.5105
服务行业人员	− 0.0336 (0.1343)	0.1583	− 0.0586 (0.1306)	0.2520
运动员、演员、演奏员	0.4613 (0.3696)	− 2.1729	0.4832 (0.4123)	− 2.0783
偏度	− 0.9770		0	
峰度	4.5837		3	
标准差	1.2131		1	

注：＊、＊＊、＊＊＊分别表示在10%、5%、1%的水平上显著；括号内的数值是标准误。

首先看看 OR 模型的半非参数估计结果。从系数 β 的统计显著性可以看出，年龄的平方项、性别、居住地为农村、教育水平为初中、高中和研究生、职业为士兵和警察都显著地影响个人的患病情况，其中，居住在农村、年龄平方项、研究生教育水平都在 1% 的水平上显著；年龄、收入水平、教育水平为中专和大学（大专、本科），表示医疗服务可及性的就医所需交通时间和费用，以及绝大多数职业并不能够显著影响患病情况。从被解释变量影响方向和大小来看，女性比男性更容易患病；年龄与患病情况有很弱的反向变动关系，但年龄的平方对患病情况有正向作用；处于在婚状态可以降低患病机会；中、高收入水平的人比低收入的人患病的几率下降（−0.0024、−0.0105 都是负数），但是，高收入的人下降幅度大于中等收入水平的人（| −0.0024 | < | −0.0105 |）；农村居民比城市居民更不易患病；相对于仅有小学毕业水平的人而言，更高教育水平的人更不容易患病，按下降幅度从高到低依次是研究生以上、高中、中专、初中、大专或本科，可见并不是教育水平越高就越不容易患病，教育水平和患病情况之间不是简单的线性关系；就医交通时间和费用与患病情况有非常弱的正向关系；各种职业对患病情况的影响差异较大，其中，"士兵和警察"的影响最大，从事此类工作可以大幅度降低患病机会。

接下来，我们简单对比一下 OR 模型的半非参数估计和 OP 模型的参数估计结果。从系数的统计显著性来看，两模型的估计结果很相似。明显不同之处在于 OR 模型估计出的教育水平为研究生以及职业士兵和警察的系数都在 1% 水平上显著，与此相反，二者在 OP 模型中却都不显著。两个模型估计出的系数中大多数符号一致，系数的大小普遍比较接近。不过，这并不代表两种模型给出的各解释变量的边际影响也比较接近，因为在 OR 模型和 OP 模型中解释变量的边际影响等于系数的估计值乘以各自的概率密度函数估计值，而两种模型中的概率密度函数值可能差别很大。从残差的分布情况来看，OR 模型的半非参数估计得出残差的分布的偏度和峰度分别是 0.0824（右偏）和 2.2034（低峰薄尾），标准差是 1.7834，明显不同于 OP 模型中残差的标准正态分布所对应的偏度值0、峰度值3和标准差1。

在本章第一部分已经强调过：OR模型中的系数 β 与医疗需要方程（1）中的系数 β 是相同的。因此，我们可以对各种因素对医疗需要的影响进行类似的解释。比如，处于在婚状态可以降低个人医疗需要；中高收入水平的人医疗需要低于低收入水平的人，且高收入水平人的医疗需要低于中等收入水平的人；农村居民比城市居民的医疗需要低；教育水平对医疗需要有非线性的复杂影响，等等。

第四节 小 结

本章首先提出了缓解我国医疗消费不公平的两种实现途径：让高需要人群的需要得到更好的满足；或者自然、合理地降低他们的个人医疗需要。接着，本章以个人医疗需要为潜变量，以表示患病情况的有序离散变量为被解释变量，建立有序选择模型进行实证分析，意在考察年龄、婚姻状况、性别、收入、教育、职业、居住地类型、医疗服务可及性等以个人人口特征和经济社会地位变量为主的变量对医疗需要的影响。

本章以个人医疗需要为潜变量，以表示患病情况的有序离散变量为被解释变量，建立了OR回归模型，并用半非参数方法进行了估计。在进行半非参数估计时，依据LR检验，残差分布密度中的参数K被设定为7，同时，普通OP模型（参数方法估计的OP模型）被拒绝。从OR模型的半非参数估计得出的结论总结如下：

第一，医疗需要存在着性别之间的差异，女性高于男性，且此差异具有统计上的显著性。

第二，年龄的二次项对医疗需要的影响是正的，且具有统计显著性，这意味着至少在超过一定年龄（包括0）以后，个人的医疗需要会随着年龄的上升而加速上升。

第三，处于在婚状态可以降低医疗需要。不过，婚姻状况的这一影响在统计上不够显著。

第四，相对而言，低收入人群对医疗服务的需要最多，中等收入水平的人医疗需要于高收入的人。但收入水平的上述影响在统计上不够显著。

第五，虚拟变量"农村"对患病情况，从而对医疗需要的影响无论是从其统计显著性还是经济显著性来看都是很明显的。

第六，教育水平对医疗需要的影响比较复杂，不同的教育类型对于医疗需要的影响有很大不同。从影响的统计显著性来看，与小学水平相比，初中、中专和研究生以上的教育水平都可以降低个人医疗需要；从影响的程度来看，影响最大的依次是研究生以上、高中、中专、初中、大专或本科。

第七，较差的医疗服务可及性（就医所需交通时间越长或所需交通费用越多）与更高的个人医疗需要联系在一起，但医疗服务可及性与医疗需要的这种关系非常弱。

第八，不同的职业对个人医疗需要的影响是有差异的。影响程度比较大的职业包括："士兵、警察"、"一般专业技术工作者"（助产士、护士、教师、编辑、摄影师等）、"演员、演奏员、运动员"、"技术工人"（工段长、班组长、工艺工人等）、"高级专业技术工作者"（医生、教授、律师、建筑师、工程师等），其中，从事前两类工作会降低个人医疗需要，从事后三类工作则会提高个人医疗需要。但是，在所有的职业类别中，只有"士兵、警察"在统计上是显著的。

以上结论揭示了以个人人口特征和经济社会地位为主的个人（或家庭）特征变量与个人医疗需要之间的关系。这些结论具有一定现实意义。例如，医疗需要的性别差异说明，除了受到广泛关注的医疗消费在不同收入群之间的不公平和城乡居民之间的不公平现象以外，我们也要留意是否存在医疗消费在男女之间的不公平分配，在制定政策时要考虑如何更多、更有效地向医疗需要更多的女性居民提供服务；医疗需要的城乡差别说明，在其他条件相同的情况下，农村居民比城市居民有更少的个人医疗需要，因此，不少文献或传媒直接对比城乡人口实际利用医疗服务的数量来评估医疗消费城乡不公平程度的做法，实际上高估了客观的城乡不公平程度；医疗服务可及性与医疗需要之间极弱的关系，对有些人提出的通过提高部分人口的医疗服务可及性来改善医疗不公平现象的建议提出了质疑；本章实证分析结果显示收入水平对个人医疗需要没有显著性影响，与此相反，现有微观层次的研究文献却表明收入对个人医疗需求或医疗支出①有显著影响，一般而言，收入越高个人医疗需求越高（Mocan et al.，2004；Wagstaff & Lindelow，2005；封进、秦蓓，2006；林相森、舒元，2007），这两种关系的反差说明，收入作为约束条件限制了相对低收入人群的医疗需要转化为现实的医疗支出，从而将收入分配的不平等传导到了医疗服务领域，这一结论的更进一步含义就是——提高医疗消费的公平程度，并不是一定要或者只能通过医疗体制改革来实现，缩小整个社会的收入差距，就可以在某种程度上缓和医疗消费不公平现象。本章所得结论及其内涵对于我国当前医疗体制改革方案的制定尤有参考价值，为如何在新的政策中更好地实现医疗消费公平性提供了一些启示。

本章的实证分析也提出了一些值得进一步研究的问题。比如，虽然实证分析得出了教育水平对个人医疗需要有影响，但不同的教育类型对医疗需要的作用机制如何？如何利用这些机制有效降低目标人群的医疗需求从而提高医疗消费的社会公平程度？

再如，尽管本章得出了如下结论——在其他条件相同的情况下居住在农村可以显著降低个人医疗需要，但其背后的原因究竟是什么？可能是因为农村的环境质量较好，也可能是因为农村居民的生活方式对健康更有利，还可能是城市人口在工作和生活中的精神压力更大。每个不同的原因都对应着不同的政策对策，因而有不同的政策含义。

还如，不同职业与医疗需要之间的关系是不是由于某些职业所对应的一般性（但与其他职业不同）的工作环境和作业条件形成的？如果答案是肯定的，在制定医疗或相关政策时，我们就要检查正在实行的政策是否较好地满足了这些职业的从业人员的医疗需要，要考虑

---

① 我们在研究个人或家庭等微观主体时，可以假设其面对的医疗服务的供给曲线是水平的，于是，个人医疗支出与于个人医疗需求等值。

是否有必要制定专门的政策（比如针对特定职业的医疗救助政策或特殊的医疗保险计划）。

　　对于上述问题的解答，很可能会为有效提高我国医疗消费的公平性提供更多非常有价值的线索。但受目前可获得的数据所限，本章未就这些问题进行进一步的研究。

第八章

医疗消费不公平的实证检验

综观当今世界，公平和效率是绝大多数国家的医疗卫生政策中并重的两个目标。但改革开放以来，我国的医疗制度过分强调效率目标，忽视了公平目标。早在 1995 年，哈佛大学的萧庆伦教授就在他的文章中指出我国医疗服务领域中存在两种严重的不公平现象：医疗消费的城乡居民之间的不公平和贫富阶层之间的不公平（Hsiao，1995）。世界银行（1997）也指出我国医疗体制存在这两种不公平问题。2000 年，世界卫生组织对各国卫生服务业进行了评估，中国在卫生资源筹资的公平性方面排在第 188 位，在所有国家中位列倒数第 4（WHO，2000）。魏众和古斯塔夫森（2005）则根据医疗总支出的分配衡量了城市和农村人口、不同收入人口之间存在的实际利用差别，得出了存在城乡不公平的结论。这些分析和评价提示我们，我国医疗卫生领域可能存在着严重的不公平问题。它们对我国医疗体制改革战略方向的调整有重要参考价值。

对于我国医疗服务领域严重的不公平现象，学者们或国际机构比较一致地认为其根本原因在于我国的医疗体制，他们提出的建议都是要改革和完善我国的医疗体制，如萧（1995）、世界银行（1997）、刘等（1999）、高等（2001）、顾昕（2005）等。最近几年我国政府对医疗卫生领域的公平问题的日益重视，与包括上述学者或国际机构在内的国内外学者和机构的认识和呼吁有一定关系。

但是，上面提到的文献基本上都是依据不同人群之间（按居住地类型或收入等划分）在实际利用医疗服务数量上的差别得出的结论。这种比较方法本质上与公平的含义是不一致的。因此，它们对我国医疗卫生领域的不公平的度量或评判都是有缺陷的，相关结论和建议需要进一步寻找经验依据。

本章拟以讨论医疗消费公平性的内涵为基础，实证研究我国医疗消费中的不公平问题，目的在于回答两个问题：第一，在我国，是否存在着医疗消费的不公平现象？第二，如果存在着不公平现象，其表现形式如何？例如，是城乡居民之间的不公平，还是各种收入阶层之间不公平？还是两者皆有？

本章接下来的内容安排如下：第一部分，讨论医疗消费公平性的内涵，指出现有对我国医疗消费公平性的分析由于对其内涵重视不够而具有缺陷，所得结论值得商榷，并提出新的判断方法；第二部分，建立计量经济模型并说明其估计方法；第三部分，介绍拟采用的中国健康与营养调查（CHNS）2006 年的数据，总结所使用的变量的统计特征；第四部分，报告回归结果，分析医疗消费不公平的存在性和具体表现形式；第四部分是小结和讨论。

第一节 医疗消费公平性的评判

何为医疗服务中的公平呢？1996 年 WHO 和 SIDA 在《健康与卫生服务的公平性》中强调，医疗服务的公平性是指每一个社会成员都能有相同的机会获得卫生服务，并不因其所拥有的社会特权不同而出现差别（Braveman et al.，1996）。依此定义，陈家应等（2000）与胡琳琳、胡鞍钢（2003）把医疗服务的公平性分为健康公平、医疗服务的可及性公平、实际利用公平和筹资公平四个方面①。瓦格斯塔夫和凡道斯莱尔（Wagstaff & van Doorslaer，2000）和赵郁馨等（2005）专门定义了医疗卫生消费的公平性，认为它实质上就是"按

---

① 本章研究的是医疗消费公平，也就是实际利用公平，属于一种"过程公平"。可及性公平是一种"机会公平"，对实际利用构成限制、约束。健康公平是一种"结果公平"，但健康的结果与遗传等不可控主观因素有紧密联系。筹资公平强调的是事后公平。

需（要）分配"。

以上对医疗服务公平性的解释使得其含义清晰化和准确化，它们实际上区分了"公平"与"平均"的不同，公平并不意味着平均，因为不同的人可能有不同的需要。从这点可以看出现有对我国医疗消费（不）公平程度的评价所依据的定量分析是不完善的。它们主要的依据是不同群体（城/乡居民或不同收入阶层）之间在实际医疗服务消费量方面的差异。其错误根源在于它们忽略了医疗需要在衡量公平程度中的角色（Wagstaff et. al.，1991），或者是武断地假设了所有人的医疗需要都是相等的。

在研究医疗消费公平问题时，我们还要辨析另外一对容易混淆的概念：需要和需求。"需要"（need）的含义不同于经济学意义上的"需求"（demand），前者有明显的客观性，根本上讲，它只由是否患病以及所患疾病的性质等医学条件决定（对"需要"的深入讨论参见 Wagstaff & van Doorslaer：2000），而需求的强弱还受到个人预算约束和意识水平等主观因素的影响。即使是患病情况相似从而对医疗服务有相同的需要的两个人，他们的医疗需求可能都会不同，因为经济状况和对健康的个人评价等主观因素的差别会使他们对医疗服务的需求不同程度地偏离客观的需要。

如果我们混淆了需求和需要两个概念，用医疗需求的满足程度来衡量医疗服务在整个社会配置的公平程度，就会得出没有意义的结论。其道理不难理解：在研究微观个体时，我们可以认为其实际消费的医疗服务数量就等于其医疗需求，因为一般来说假定单个消费者面对一条水平的供给曲线是没问题的；这样，如果我们评价医疗需求被满足的程度，就会发现所有人的医疗需求被完全满足了——从这个角度看，医疗消费的公平问题根本就不存在。

根据前面对医疗服务公平性含义的讨论，实现医疗消费或利用的公平性就是要使个人医疗需要被满足的程度均等化。具体来讲，在一个医疗服务得到公平分配的社会中，每个人实际消费或利用的医疗服务与其医疗需要之间的比例都是一样的。在这种理想状况下，该社会中任何一个人的医疗消费可以表示为：

$$M_i^* = \lambda N_i \quad i = 1, 2, \cdots, n \qquad (8-1)$$

其中，M_i^* 表示第 i 个人实际消费医疗服务的数量，N_i 表示此人因为患病产生的医疗需要，参数 λ 是这个公平社会中每个人医疗需要被满足的程度。对每个微观个体来讲，λ 是由宏观因素（比如社会制度、经济发展水平、政府财政状况等）决定的，不受他本人的收入、年龄、性别、工作岗位等微观因素的影响，因而，它可以被看作是外生的。显然，λ 可以随着时间推移而发生变化。但是，如果我们进行微观层次上的横截面分析，即将所研究的微观对象固定在某个时点或较短时期内的话，λ 可视为一个常数。

在现实中，个人实际的医疗消费数量可能会偏离社会理想值，即：

$$M_i^* = \lambda N_i + \Delta_i \quad i = 1, 2, \cdots, n \qquad (8-2)$$

如果这种偏离完全是随机的，即 Δ_i 等价于一个随机干扰 v_i，那么我们仍然可以认为医疗服务在整个社会中是公平分配的。但如果这种偏离不是完全随机的，而是受到个人的特征及其环境特征的影响，也就是说个人医疗消费随着这些特征的不同而有不同幅度的偏离，这个社会的医疗消费分配就是不公平的。此时，个人医疗消费数量可以表示为：

$$M_i^* = \lambda N_i + \beta' X_i + \mu_i \quad i = 1, 2, \cdots, n \qquad (8-3)$$

其中的 μ_i 代表随机干扰项，向量 X_i 表示能够影响个人的医疗消费的一系列个人特征或所处环境特征变量。

至此，我们找到了一个与医疗消费公平性的含义有内在一致性的评判医疗消费（不）公平性的新方法或工具：对方程（8-3）进行回归分析，观察 X_i 系数的显著性和大小。如果 X_i 的系数都不显著，个人特征及其所处环境的特征对医疗消费就没有影响，就说明医疗服务得到了公平的分配，否则就证明存在着医疗消费的不公平问题。X_i 中显著的变量所对应的个人特征或环境特征可以揭示医疗消费不公平的具体表现形式，比如，若表示居住地类型（城市或农村）的变量是显著的，就说明存在着城乡居民之间的医疗消费不公平。此外，在 X_i 的度量单位保持不变时，有显著影响的自变量的系数绝对值越大就说明对应形式的医疗消费不公平程度越严重。

第二节　计量经济模型

为了实证研究我国是否存在医疗消费不公平问题及其可能存在的具体形式，我们需要根据方程（8-3）建立计量经济学模型进行估计和统计推断。

方程（8-3）的因变量是医疗消费的数量，现有文献中衡量医疗服务消费数量的具体指标可以归纳为两类：第一类，一定时间内利用医疗服务的频率（如去医院看病的次数、住院天数）；第二类，一定时间内实际发生的医疗费用（如门诊费用、住院费用、总费用）。相对来讲，第二类指标比第一类指标包含了更为丰富和准确的医疗消费数量方面的信息。因此，本章拟将医疗消费的金额作为因变量来表示个人消费的医疗服务的数量。

我国第二次卫生服务调查（1998年）和的第三次卫生服务调查（2003年）均发现较多有病不治的现象，此现象在调查数据中的对应表现就是有相当比例的人在患病以后消费医疗产品或服务的数量为0，本章所使用的数据就亦有此特点（详见第三部分）。数据的这个特点对于如何选择计量经济学模型和估计方法有很关键的影响，合适的模型和方法应与数据以及相应的数据生成过程相匹配。

托宾（Tobin，1958）最早提出了一种处理受限因变量的办法，他建立托宾模型（亦称归并模型，Censored Model）并用最大似然法进行估计，研究了消费者购买汽车的行为。该模型的主要应用之一就是用来分析因变量只能取非负值且总是存在取值为0的情况的数据。因此，我们可以考虑用托宾模型来研究医疗消费数量。相对于用OLS估计的线性回归模型，采用最大似然法估计的托宾模型有很大优势：在前一种方法下，无论是只用因变量值为正的样本进行回归，还是把因变量取0当成平常的变量值直接放到回归中，都会得出既有偏又不一致的系数估计值；而在残差项服从正态分布和同方差等假定之下，由 Tobit 模型可以得到一致的系数估计值，其分布也是渐进正态的（Amemiya，1984）。由于托宾模型的这个优势，它在实证研究中得到了广泛应用。不过，它也有一个重要的不足：高度依赖于残差的正态性和同方差假定。阿拉博马扎和斯密特（Arabmazar & Schimidt，1981，1982）费韦贝赫（Vijverberg，1987）提供的经验证据表明，当残差的分布完全未知或只是不知道其异方差的具体形式时，用最大似然法估计托宾模型的估计量也是不一致的，可能会导致比较大的偏误。奥诺瑞（Honoré，1992）从理论上证明了在分析有归并现象的面板数据时，即使残差的条件分布能够被正确设定，从固定效应模型得出的估计值也是不一致的。总的来看，当我们很确定托宾模型中的残差满足正态性和同方差假设时，采用该模型研究归并数据是一个合适的选择；但是，如果我们对这些假设没有把握，应用托宾模型则是一种不恰当的做法。

鉴于托宾模型的不足，鲍威尔（Powell，1984）提出了一种用半参数方法估计归并模型的方法——归并模型的最小绝对偏离估计方法（Censored Least Absolute Deviations Estimation Method，CLAD）。这种方法的最大优势是它给出的估计量是渐进一致且服从正态分布，而且它不需要假设残差服从正态分布，也不需要假设同方差（对此方法的讨论详见 Powell，1984；Chay & Powell，2001；Sullivan et al.，2008）。所以，如果我们没有充足的理由假设残差的正态性和同方差假设成立，就应该用 CLAD 方法研究归并数据，以得到相对可靠的结果。

目前已有的从微观层面研究我国居民医疗消费的文献①，都没有考虑到医疗消费数据的归并性质，所使用的实证分析方法都有缺陷。

---

① 在包括卫生经济学在内的多个研究领域中，从微观调查数据得出的分析结论与从宏观数据得出的结论一般有不小的差别。最典型的例子是医疗需求的收入弹性，从微观数据中得出的医疗需求的收入弹性一般都比 1 小很多，而从宏观数据中得出医疗需求（或支出）的收入弹性一般都在 1 左右。格森（Getzen，2000）和弗里曼（Freeman，2003）等都注意到了这个现象并给出了一些解释。利用两种类型的数据进行的研究因而不适于直接比较，得出的分析结果也可能有不同的现实意义和政策含义。故此，本章未提及从宏观层次研究的文献。

例如，麦肯等（2004）用中国 10 个省（市）中的 6 407 个城市家庭的调查数据，分别建立了两部分模型（Two-part Model）和离散因素模型（Discrete Factor Model），估计了收入多种等因素对家庭医疗支出的影响。高梦滔、姚洋（2004）使用我国农业部的 8 省农户调查数据，采用了两种处理样本选择问题的计量分析方法，研究了农村人口两周内患病和医疗支出的影响因素。瓦格斯塔夫和林德诺（Wagstaff & Lindelow，2005）利用 CHNS 的 1991 年、1993 年、1997 年、2000 年四年的数据，采用面板数据的固定效应模型考察了被调查家庭的户主的保险状况与医疗消费和劳动时间等之间的关系。封进和秦蓓（2006）采用 CHNS 调查数据，分别建立了医疗决策模型和医疗支出模型，利用工具变量估计加豪斯曼检验的方法估计了中国农村医疗消费和收入水平之间的关系。林相森、舒元（2007）以不同的方式使用了两部分模型方法，利用 CHNS2000 年的调查数据，研究了影响我国居民医疗消费的各种因素。王俊等（2008）利用我国三省调查数据分别采用 NML 模型和 OLS 回归研究了居民就诊医院选择和医疗支出金额的决定因素，他们将所有样本分为城市和农村样本两个部分，得出了城市和农村居民在医疗需求行为方面有较大差别的结论。以上研究在计量经济分析方法方面各有不同，但都没有注意到医疗消费数据的归并特点，未考虑到此特点对估计方法的特殊要求及对估计结果可能造成的严重影响。

本章拟用 CLAD 方法估计方程（8 - 3）。由于因变量的归并性质，我们实际估计的方程是：

$$M_i = \max(0, \lambda N_i + \beta' X_i + \mu_i) \qquad i = 1, 2, \cdots, n \qquad (8-4)$$

这里的因变量 M_i 代表实际观察到的医疗消费金额，它的取值为非负值。括号内第二项所包括的变量和参数即方程（8 - 3）中的对应变量和参数。一般来讲，患病程度越重，患病的人对医疗服务的需要就越强烈，换言之，从医学角度来看，他应该得到更多数量的单位质量的医疗服务，因此，本章主要以患病程度来衡量医疗需要，即方程（8 - 3）和（8 - 4）中的 N_i。自变量 X_i 表示可能影响医疗消费的一组变量。在现有文献中，受到普遍关注的、对个人医疗消费有潜在重要影响的因素以表示个人经济社会地位和人口学特征的因素为主，它们反映了个人特征和所处环境特征的主要方面，包括收入或收入阶层、教育、性别、年龄、婚姻状态、家庭特征、医疗保险、居住地等。一些实证研究表明影响我国居民医疗消费的还有一个特殊的因素——居住地类型（城市或农村），于是，我们把城/乡虚拟变量作为自变量放在回归中考察。各变量的具体描述和统计特征详见下文。

在上面提到的自变量中，我们重点考察的是收入变量和居住地类型（城/乡）虚拟变量，因为在不同收入水平之间和城乡居民之间的不公平是我国居民医疗消费公平性问题中最受关注且被认为问题最严重的两个方面。在回归方程（8-4）中，如果收入或（和）居住地类型的系数是显著的，它意味着在控制了医疗需要的影响之后，收入或（和）居住地类型也对个人医疗消费有影响，我们就可以断定存在着医疗消费在不同收入群之间或（和）城乡居民之间的不公平。

第三节　数据和变量描述

本章所使用的微观数据来自于中国健康与营养调查（CHNS）。本章所使用的样本是在被调查之前的 4 周内有不同程度患病经历的成年人，反映他们社会经济地位和人口学特征的变量统计描述见表 8-1。

表 8-1　　　　　　　　样本的社会经济特征和人口学特征

变量	样本数	均值	标准差	最小值	最大值
年龄	664	49.67	14.75	18	85
女性	664	0.49	0.50	0	1
在婚	664	0.85	0.35	0	1
家庭规模	664	3.67	1.56	1	10
农村	664	0.55	0.50	0	1
医疗保险	664	0.59	0.49	0	1

变量	样本数	均值	标准差	最小值	最大值
家庭人均收入（元）	664	7 009.40	8 555.24	−545	100 850
低收入	109	587.63	370.11	−545	1 210
中等收入	386	4 381.29	2 247.22	1 280	9 126.67
高收入	169	17 153.93	11 447.12	9 149.13	100 850

变量	样本数	比例	变量	样本数	比例
小学	219	32.98%	中专	41	6.17%
初中	260	39.16%	大学	67	10.09%
高中	76	11.45%	硕士以上	1	0.15%

从年龄来看，最大的 85 岁，最小的 18 岁，平均年龄接近 50 岁。其中一半左右是女性。从婚姻状况来看，85% 的样本处于在婚状态，其余的 15% 没有配偶。他们所处的家庭人口数从 1 ~ 10 不等，平均家庭规模约为 3.7 人。样本中 55% 的人居住在农村地区，45% 的人居住在城镇中。他们之中有 59% 的人拥有医疗保险。他们所在的家庭的年人均可支配收入最高达 100 850 元，最低为 −545 元，平均值为 8 555.24 元。依据 CHNS 中所有被调查家庭人均可支配收入的高低顺序，我们把所有居民分为三个收入阶层：第一个是低收入组，占调查对象总体的 20%；第二个是中等收入组，占 60%；第三个是高收入组，占 20%。本章使用的样本有 109 人属于低收入组，他们的可支配收入均值为 587.63 元；169 人属于高收入阶层，他们的可支配收入均值为 17 153.93 元；386 人属于中等收入组，他们的可支配收入均值为 4 397.29 元。最后，从教育程度来看，样本的最高学历相对集中于小学和初中，二者的比例分别约为 33% 和 39%，高中和大学（包括本科和专科）比较接近，各占 10% 左右。

下面，我们大致了解一下本章所研究的患病样本的患病及其医疗消费情况。从病症来看，人数比较多的从高到低依次是呼吸系统（42.51%）、其他慢性病（25.42%）神经系统和骨骼肌肉（各占21.18%）消化系统（14.22%）、心血管（9.08%）和传染病

（8.93%）。从患病程度来看，病情较轻的占 38.4%，中等的占 48.8%，病情较重的比例相对小得多。

表 8 - 2 个人患病情况及医疗消费金额

变量		样本数	比例	变量		样本数	比例
病症	呼吸系统	281	42.51%	患病程度	轻度	255	38.40%
	消化系统	94	14.22%		中度	324	48.80%
	神经系统	140	21.18%		重度	85	12.80%
	骨骼肌肉	140	21.18%	医疗消费（元）	0	83	12.50%
	皮肤	18	2.72%		1 ~ 10	84	12.65%
	五官	29	4.39%		11 ~ 100	238	35.84%
	心血管	60	9.08%		101 ~ 500	147	22.14%
	传染病	59	8.93%		501 ~ 3 000	84	12.65%
	其他慢性病	168	25.42%		3 001 ~ 80 900	28	4.22%

变量	样本数	均值	标准差	最小值	最大值
医疗消费（元）	664	892.97	4 698.06	0	80 900
轻度患病	255	165.4078	480.3611	0	4 000
中度患病	324	637.3241	2 095.74	0	20 000
重度患病	85	4 050.094	12 028.21	0	80 900

最后来看看为了治疗疾病所消费的医疗服务（包括药品）价值。第一，有高达 12.5% 的人患了病但没有任何医疗消费支出。第二，大多数人的医疗消费金额并不大，在 100 元以下的约占 60%，在 500 元以下的约占 82%，只有 4.22% 的人花费的医疗费用高于 3 000 元。第三，从三种患病程度人群的医疗消费金额的均值和最大值可以看出，病情的轻重与医疗消费金额有明显的正向关系；第四，中度患病和轻度患病的人群的平均医疗消费金额都小于所有患病样本医疗消费的平均值，这说明随着病情的逐渐加重医疗消费上升的速度加快；第五，无论病情的轻重程度如何，总有一些患病的人不消费任何医疗服务。

本章回归中的主要解释变量包括：年龄、年龄的平方项、家庭规模、"女性"（0：男性，1：女性）、"在婚"（0：未婚，1：在婚）、"医疗保险"（0：无医疗保险，1：有医疗保险）、"农村"（0：居住在城市，1：居住在农村）、"患病程度"（0：轻度，1：中度，2：重度）、表示最高学历的虚拟变量和表示收入阶层的虚拟变量。其中，表示最高学历的虚拟变量有"小学"、"初中"、"高中"、"中专""大学及以上"。由于本章所使用的患病样本中有硕士以上学历者只有1人，如果将其单独作为一个类别，回归结果会非常不可靠，于是将最高学历的为大学（专科、本科）和硕士以上两个类别合并为"大学及以上"。我们在回归中不使用收入的绝对值作为解释变量，基于两方面的考虑：第一，相对收入水平是比绝对收入更好衡量一个人在整个社会中经济地位的指标，一个人利用社会所提供的医疗服务，特别是优质医疗服务的能力与他在社会中的相对经济地位关系更大。第二，如果采用绝对收入作为解释变量，就不可避免地做出一些偏强的限制性假定，相反，用表示收入阶层的虚拟变量作为解释变量是一种灵活的做法，它不强求收入对医疗消费的线性或恒定弹性影响等人为的假设成立，但它又容许这些特殊情形。

我们用"医疗消费"这一变量表示方程（8-4）中的医疗消费数量，把它作为回归方程的被解释变量。与我国的最近两次国家卫生服务调查数据一致，本章使用的CHNS数据也揭示出了一些患病个人不利用医疗服务的现象，它在数据上的表现就是不小比例的患者的医疗消费金额为0。这种现象对我们的建立计量经济模型提出了特殊的要求，能否处理好数据的归并性质对结果的可靠性有关键性影响。根据本章第二部分的讨论，建立归并模型并利用CLAD方法估计该模型是恰当的选择。

第四节　回　归　分　析

下面我们应用CLAD方法估计归并模型，即方程（8-4），并实施一些稳健性检验。

表 8-3 的第 I 部分报告了用 CLAD 方法估计的结果。为避免共线性问题，表示最高学历为小学的变量"小学"、表示轻度患病的变量"轻度"和表示低收入组的变量"低收入"没有放入回归方程。

表 8-3 回归结果

	I CLAD 估计 （n=664）			II Tobit 模型 （n=664）		
	系数	标准差	P 值	系数	标准差	P 值
女性	16.9566	11.2175	0.131	-498.2020	394.3353	0.207
年龄	-2.3752	2.4966	0.342	-22.9788	86.0446	0.790
年龄平方	0.0276	0.0246	0.261	0.0251	0.8518	0.977
家庭规模	-0.8649	3.9332	0.826	7.7208	136.5420	0.955
在婚	22.1327	18.9200	0.243	916.1056	643.1118	0.155
初中	15.4143	13.7363	0.262	-96.3583	476.5742	0.840
高中	10.3129	20.2722	0.611	299.8728	698.4923	0.668
中专	23.2647	24.8535	0.350	-30.2400	923.8348	0.974
大学及以上	7.0583	22.1790	0.750	-799.8976	805.4929	0.321
医疗保险	-4.2088	11.9797	0.725	537.0162	419.6142	0.201
中度	78.6565 ***	12.7015	0.000	517.8399	426.0042	0.225
重度	395.8191 ***	18.4940	0.000	4 195.7730 ***	638.7467	0.000
农村	-8.3287	12.3613	0.501	-170.5067	438.3255	0.697
中等收入	72.3772 ***	18.9553	0.000	590.9802	548.4100	0.282
高收入	78.5443 ***	22.9273	0.001	651.8374	716.0458	0.363
常数项	-15.7242	65.6181	0.811	-340.3554	2 223.5670	0.878
Pseudo R²	0.0202			0.0045		

注：*、**、***分别表示在10%、5%、1%的水平上显著。

从统计显著性来看，只有收入和患病程度对医疗消费有显著性影响，而且均在 1% 水平上显著。在控制了这两类变量之后，其他变量对医疗消费都没有显著影响。

　　从经济显著性来看，对个人医疗消费影响的程度从高到低依次是患病程度、收入、婚姻状态、教育水平、性别、居住在农村、有医疗保险、家庭规模和年龄。由于 CLAD 方法估计的是条件中位值（conditional median）而不是条件均值（conditional mean），我们在解释各变量的边际影响时是针对中位值而言的。虚拟变量的边际影响就等于其系数估计值，于是，我们可以作如下解释：相对于轻度患病情况而言，一个人得了中等程度的疾病后其医疗消费会增加 78.66 元，如果患病程度变为重度，他的医疗消费金额会陡增 395.82 元；当保持其他情况不变时，一个人从低收入组上升到中等收入组，其医疗消费金额会增加 72.38 元，若从低收入组上升到高收入组，其医疗消费金额则会增加 78.54 元；在其他条件相同的情况下，处于在婚状态的人比没有配偶在一起生活的人消费更多的医疗服务，消费金额之差为 22.13 元；相对于只有小学文凭的人而言，更高教育水平的人会消费更多的医疗服务，但并不是学历越高对医疗服务的消费就越多，其中，有中专文凭的人医疗消费增加的最多，比只有小学文凭的人多 23.26 元的医疗消费；女性比男性的医疗消费金额高出 16.96 元；其他条件相同时，农村居民比城市居民的医疗消费少，有医疗保险的人比没有医疗保险人医疗消费低，但两个变量的边际影响绝对值都非常小。连续变量家庭规模的边际影响可以解释为家庭人数每增加一个人，就会使个人的医疗消费减少 0.86 元，其影响程度也非常小。年龄对医疗消费的影响不但与系数估计值有关，也与年龄的大小有关，其边际影响为：$-2.3752 + 2 \times 0.0276 \times$ 年龄。也就是说，当年龄从 18 岁上升到 19 岁时，个人的医疗消费会减少 1.38 元，年龄从 35 岁上升到 36 岁时，个人医疗消费会减少 0.44 元，年龄从 50 岁上升到 51 岁时，个人医疗消费会增加 0.38 元，年龄从 65 岁上升到 66 岁时，个人医疗消费会增加 1.21 元。可见，在控制了其他变量以后，年龄对医疗消费的影响也是非常小的。

　　总之，无论从统计显著性和经济显著性来看，患病程度和收入对医疗消费都有重要影响，居住在城市或农村等因素并没有显著影响。

根据本章第一部分的讨论，这一回归结果的含义是：第一，在我国存在着居民医疗消费不公平现象；第二，这种不公平的具体表现是不同收入阶层之间的不公平；第三，目前并不存在城乡居民之间的医疗消费不公平问题。

表8-3的第Ⅱ部分是托宾模型估计的结果。将其与CLAD方法估计的归并模型对比，很容易发现二者的回归结果存在很大差别。从过分依赖正态性和同方差假设的托宾模型得出的结论是不可靠的。

上述CLAD估计中，我们把收入分为低、中、高三组，发现在控制用患病程度表示的医疗需要之后，收入对医疗消费有显著性影响。这一结论是不是与我们对收入的特殊分组方式有关呢？我们还把收入分别分为4组和5组，进行了稳健型检验。分组的方法与3个收入组的划分方法相似，也是把所有CHNS的调查对象的收入从低到高分为4组或5组，然后找到患病样本所属的收入组并对相应的二元虚拟变量"第i收入组"（i=1、2、3、4或i=1、2、3、4、5）赋值。不同之处是：划分4或5个收入组时，我们采用的是等分法，即把所有的CHNS对象平均分为4或5个收入组。表8-4的第Ⅰ、Ⅱ部分分别报告了划分成4个和5个收入组时CLAD估计的结果。可以看出，新的分组方式对主要结论没有什么实质影响，患病程度和收入仍然是非常显著的变量，它们的统计显著性和经济显著性与3个收入组下的结果高度一致。其他变量的显著性变化也不明显，唯一的例外是性别变量，在新的分组情况下它至少在5%的水平上显著，其边际影响也分别增加了15和5元。总的来看，回归结果对收入的分组方式并不不敏感。

表8-4　　　　　　　　　稳健性检验（一）

	I (n=664)			Ⅱ (n=664)		
	系数	标准差	P值	系数	标准差	P值
女性	32.1061***	12.4716	0.010	22.0521**	9.1286	0.016
年龄	-1.6974	2.7830	0.542	-2.8291	2.0373	0.165
年龄平方	0.0239	0.0275	0.384	0.0328	0.0201	0.103

	I (n = 664)			II (n = 664)		
	系数	标准差	P 值	系数	标准差	P 值
家庭规模	2.7802	4.3987	0.528	1.5928	3.2099	0.620
在婚	25.7866	21.1763	0.224	29.3404 *	15.8315	0.064
初中	26.7188 *	15.3127	0.082	28.1956 **	11.1937	0.012
高中	41.9197 *	22.7539	0.066	31.4728 *	16.4930	0.057
中专	39.0112	28.3155	0.169	34.6682 *	20.5630	0.092
大学及以上	13.2421	24.7429	0.593	6.2227	18.2334	0.733
医疗保险	-9.6601	13.5381	0.476	-8.2505	9.9078	0.405
中度	79.0807 ***	14.0910	0.000	64.9499 ***	10.2169	0.000
重度	395.2123 ***	20.5093	0.000	416.2644 ***	15.0320	0.000
农村	4.0122	13.8504	0.772	-0.9205	10.1431	0.928
第 2 收入组	64.7756 ***	20.4627	0.002	29.0032 *	16.8486	0.086
第 3 收入组	65.7162 ***	22.1496	0.003	50.8718 ***	16.6362	0.002
第 4 收入组	74.6091 ***	20.5020	0.000	58.9488 ***	17.8866	0.001
第 5 收入组				71.8347 ***	16.2587	0.000
常数项	-75.9555	73.4545	0.302	-16.7483	52.9493	0.752

注：＊、＊＊、＊＊＊分别表示在10%、5%、1%的水平上显著。

有人可能会担心用患病程度来表示医疗需要不够准确，因为个人的医疗服务需要与疾病的种类也有很大关系。为了检验这种担心对回归结果的影响，我们将表示疾病种类的9个虚拟变量及它们分别与表示患病程度的类别变量（1：轻度，2：中度，3：重度）的交叉项也放入回归方程（8-4），表8-5的第I部分给出了相应的回归结果。有几点值得注意：患病程度对医疗消费的影响仍然是非常显著而且是影响程度最大的；就绝大多数疾病而言，随着患病程度的加重，患者会增加医疗消费，其中，得了传染病、心血管疾病、五官疾病、皮肤病和其他慢性病的人医疗消费的增加幅度相对大很多；相对于低收入组，中等收入和高收入组会消费更多的医疗服务，但只有高收入组的增加是统计上显著的；相对于城市居民，农村居民倾向于消费更多的医疗服务，但这种影响在统计上很不显著；教育对医疗消费的影响有了很大的改变，相对于小学学历而言，初中、高中和大学以上都可以比较大程度地提高个人医疗消费，且三者的影响程度比较接近，边际影响都在40元左右。

表8-5的第Ⅱ部分报告了另外一种稳健性检验的结果。考虑到患病程度对医疗需要的影响可能与个人所处的特定的收入阶层或居住地类型有关系，我们把表示患病程度的三个虚拟变量分别与收入阶层的类别变量（1：低收入，2：中等收入，3：高收入）和居住地虚拟变量的交叉项也放入方程（4）中。此时，由于共线性问题，虚拟变量"高收入"被去掉。收入与患病程度的交叉项中，只有轻度患病与收入的交叉项不显著，说明患有轻度疾病的人的医疗消费与他们之间的收入差距没有关系。但中度和重度患病者的医疗消费却受到收入差距的显著影响，对于这两类患病者而言，收入越高的人越会更多地消费医疗服务。这种收入差距造成的医疗消费差异的关系在重度患病者上表现尤其突出，收入上升一个阶层会增加个人医疗消费约达300元。居住地虚拟变量与患病程度的交叉项中，重度患病与"农村"的交叉项是在5%水平上显著的，这意味着在同样患了重度疾病的情况下，农村居民的医疗消费比城市居民少72元左右，这个数值只相当于所有重度患者医疗消费均值4 050元的1.78%。

表8-5 稳健性检验（二）

	I (n = 596)			Ⅱ (n = 664)		
	系数	标准差	P值	系数	标准差	P值
女性	15.43314 *	8.87245	0.082	17.1077 *	9.1885 *	0.063
年龄	−1.293493	1.916764	0.500	−2.6256	2.0117	0.192
年龄平方	0.0127144	0.0186874	0.497	0.0306	0.0199	0.125
家庭规模	−1.806853	3.051266	0.554	0.2737	3.2145	0.932

续表

	I （n = 596）			II （n = 664）		
	系数	标准差	P 值	系数	标准差	P 值
在婚	16.92334	14.4732	0.243	21.2651	15.2924	0.165
初中	40.98112***	10.92058	0.000	18.5189	11.2816	0.101
高中	41.14822***	15.44085	0.008	25.8072	16.4590	0.117
中专	-10.37226	21.32042	0.627	20.5922	20.8407	0.323
大学及以上	32.58387***	17.59455	0.065	3.8878	18.6752	0.835
医疗保险	-3.450538	9.243799	0.709	0.5738	9.7543	0.953
中度	46.19556***	9.842105	0.000	-19.3746	55.2740	0.726
重度	269.5244***	16.07093	0.000	-45.9771	77.8911	0.555
农村	7.220226	9.588914	0.452	-10.5406	16.6969	0.528
中等收入	22.36004	15.94549	0.161	6.2999	9.6288	0.513
高收入△	26.80935**	12.58603	0.034			
轻度*收入				11.5392	12.7071	0.364
中度*收入				25.2923**	11.1015	0.023
重度*收入				302.1559***	21.2860	0.000
中度*农村				31.3852	21.0436	0.136
重度*农村				-72.3355**	30.4372	0.018
呼吸系统*程度	-8.714189***	3.34992	0.010			
消化系统*程度	6.806433	4.387399	0.121			
神经系统*程度	6.62792*	3.889111	0.089			
骨骼肌肉*程度	1.998724	3.785875	0.598			
皮肤*程度	28.23817***	8.548724	0.001			
五官*程度	31.11326***	7.111776	0.000			

续表

	I (n = 596)			II (n = 664)		
	系数	标准差	P值	系数	标准差	P值
心血管* 程度	31.80532 ***	5.130354	0.000			
传染病* 程度	148.38 ***	5.153738	0.000			
其他慢性 病*程度	27.7946 ***	3.681198	0.000			
常数项	-24.01198	51.87861	0.644	29.9798	63.7908	0.639

注: *、**、*** 分别表示在 10%、5%、1% 的水平上显著;Δ:在第II部分的回归中,由于有共线性问题"高收入"没有被列为解释变量。

需要说明一点,本章中的患病样本只包括 600 多个观测值,属于小样本 (Wilhelm, 2008)。与小样本相联系的有两个常见问题:第一,二元虚拟变量和类别变量的每个类别包含的样本数可能很小,比如前面提到的几个表示病症的虚拟变量以及划分 5 个收入组后产生的收入变量等,在这种情况下,这些变量及含有它们的交叉项的存在会大大降低估计结果的可靠性。也正是基于这样的考虑,我们将表 8 - 4 和表 8 - 5 对应的回归分析都视为对表 8 - 3 第 I 部分回归结果的稳健性检验,而不是主要依据它们归纳出结论。第二,在小样回归中,如果对条件均值回归(在托宾模型中就是这样),很可能会因为个别异常值(outlier)的干扰导致非常不稳定或没有一般性意义的结果。由于本章所适用的 CLAD 估计方法实际上是一种条件中位值回归,可以比较有效地避免小样本条件下极少数异常值对回归结果的不正常干扰,从而得出可靠和稳健的结果。

总的来看,从本章实证分析得出的结论是比较稳健的:目前的我国居民医疗消费主要是由其医疗需要本身决定的,同时也与收入水平有显著的关系,但与居住在城市或者农村关系不够显著。这说明目前在我国存在不同收入阶层之间的医疗消费不公平问题，但不存在城乡居民间的医疗消费不公平问题。

第五节　小　　结

从发达国家的近现代历史来看，当一国的经济发展到某些阶段，公平的概念在社会价值中的比重会明显上升。经过三十多年的经济高速发展，我国正越来越接近此发展阶段，公平问题也越来越受到社会的重视。

本章以我国居民的医疗消费不公平问题的存在性和表现形式为研究目标，提出了一种基于回归分析的检验方法：以医疗消费数量作为被解释变量，以医疗需要和收入、居住地类型（城市或农村）、教育水平等个人经济社会特征和人口学特征变量为解释变量建立回归方程，通过个人特征变量的显著性就可以判断医疗消费不公平问题的存在性和表现形式，如果它们都不显著就说明不存在医疗消不公平问题，如果有变量显著，就说明有相应形式的不公平问题。本章的方法与医疗消费公平性的本质含义是一致的，是对现有判断方法一个重要改进。

我们还利用 CHNS2006 的调查数据正式检验了我国医疗消费不公平问题，实证分析结果显示：个人医疗消费的主要影响因素是个人的医疗需要，同时也受到收入的影响，但不受居住地类型的显著影响。其现实含义是：在我国的现阶段确实存在着不同收入阶层之间的医疗消费不公平问题，但不存在城乡居民之间的医疗消费不公平。

本章的实证分析为我国医疗体制改革的探索提供了有参考价值的结论。医疗体制有一个独特之处，就是效率和公平目标在其中处于大致同等重要的地位，这一点在世界上很多国家的医疗体制中都有体现。改革开放以来的三十多年，我国在医疗卫生领域的改革和发展不协调，落后比较多。整个系统的效率没有明显的提高，同时，由于公平目标不被重视，存在一些制度缺陷。近两年正在进行的医疗改革将公平作为一个指导原则就是对现实的合理回应。究竟我国是否存在医疗消费不公平问题？如果存在，哪些形式的不公平呢？这两个问题是制定医疗改革框架和具体政策以实现公平的过程中无法回避的问题。

本章的研究表明我国目前的医疗消费不公平性主要还是由于收入差距造成的。因此，若要有效提高未来的医疗体系中的社会公平程度，可以考虑把政策重点定位为对低收入人群提供帮助和保障机制，并不一定需要针对城市和农村制定差异化的政策。

实证分析结论的另外一个含义是：旨在缩小居民收入差距的政策会自动地提高医疗消费的公平程度。如果我国政府确实能将收入均等化的政策较好地落实，这意味着我们可以将更多的精力放在提高医疗体系的效率上来，不必过于担忧公平目标；未来农村医疗体系的完善和发展，也应该更多地着眼于效率目标。

最后，有两点值得说明和讨论：第一，我们考察的是给定患病及患病程度情况下，个人医疗消费是否受到收入、居住地类型等因素影响，因而，我们在建立计量经济学模型时将患病程度作为外生给定的变量。这种做法有其道理：在特定的短短 4 周内，疾病（慢性病是例外）的发生和程度的变化都有比较强的随机性。第二，本章提出的判断医疗消费（不）公平性的方法可以用来判断特定时期内医疗消费不公平的存在性和表现形式。同时，它还有一种用途：在保持度量单位不变的情况下，我们可以观察主要解释变量的系数估计值在不同时期的变化，由此判断医疗消费不公平程度的动态变化。这也是一项有意义的研究内容，这将是我们的后续研究项目。

第九章

看病难和看病贵问题

看病难和看病贵是近几年来我国社会反映强烈的民生问题之一。这两个问题是我国医疗服务系统效率不足和公平性不足的直接结果和现实中的具体表现。

本章首先从现实中我国居民医疗服务需求与医疗服务供给的结构性矛盾入手，建立理论模型探究了看病难和看病贵产生的内在机理，其次分析了导致医疗服务供给能力增长"瓶颈"的制度性原因，最后讨论了着眼于从根本上解决看病难和看病贵问题的办法。本章的主要结论包括：公立医院的组织编制制度，阻碍了我国优质医疗服务供给能力上升，从而造成医疗服务需求和供给有结构性矛盾日益严重，最终导致了越来越严重的看病难和看病贵问题；政府向医院内无编制医疗服务人员提供补贴，实现同工同酬，并推行配套的人事制度改革，是消除限制优质医疗服务供给能力增长的"瓶颈"的可行办法。

第一节　问题的提出

看病难、看病贵，是近些年来我国社会反映强烈的民生问题。当今的发达国家基本也都面临着"看病难"或者"看病贵"的问题。可以预见，医疗卫生领域的这些问题并不会随着我国经济发展的持续而自动解决。

实际上，我国所面临的问题更为复杂。以英国为代表的全民免费医疗的国家，主要面对的是"看病难"的问题，以美国为代表的市场化特征明显的国家主要面对的是"看病贵"的问题。而在我国，"看病难"和"看病贵"同时存在，同等重要。对于我国医疗领域这个特殊的现象，学者们进行了大量的探讨。

关于看病难的成因，有几种代表性观点：（1）政府用于医疗的财政支出过少，医疗服务资源不能合理上升（曲乃强等，2009；张录法、黄丞，2010）；（2）医疗资源配置不合理，主要集中于人口密集的大城市，人口数量绝对值大的中小城市和农村医疗服务人员和设施质量和数量都不够（姚中杰等，2011）。关于看病贵的成因，有几种代表性观点：（1）政府投入少，居民自付比例高（王颖等，2010）；（2）以药养医，导致药品价格过高（康海燕，2008；寇宗来，2010；陈富良、吴晓云，2011）；（3）医疗服务的供应者享有信息不对称条件下的有垄断地位（吴晓东、程启智，2009）；（4）医院的激励机制导致了看病贵（陈新，2011；夏挺松等，2011；姚中杰等，2011）。

关于如何解决看病难和看病贵的问题，学者们也提出了很多建议，主要包括：（1）加大政府财政投入，增加医疗资源（邱童、顾海，2006；陈浩，2010；顾昕，2010）；（2）健全医疗服务体系，加强支持基层医疗服务机构的发展，尤其是农村的基本医疗服务机构，投入更多的医疗资源（姚中杰等，2011）；（3）实行医药分离的制度（康海燕，2008；寇宗来，2010；仇雨临、翟绍果，2014）；（4）扩大医保覆盖率（王颖等，2010）；（5）以信息技术整合区域内医疗机构，共享医疗资源（陆斌杰，2011；王红漫，2011）。

总的来看，相关文献从多角度对看病贵和看病难问题进行较为深入的探讨，也提出了一些有价值的政策建议。但它们大多是把看病贵和看病难当成两个相对独立的问题来分析。从原因来看，二者很可能是一个问题所引起的两个方面的后果[①]。

本章将从现实中我国医疗服务需求与供给的结构性矛盾入手，建

---

① 张录法、黄丞（2010）的研究是这方面的例子。

立理论模型，讨论我国医疗服务供给的相对滞后增长与看病难和看病贵两个问题的联系。研究结果表明，我国医疗服务的供给能力，尤其是优质医疗服务的供给能力，在未与居民日益提高的医疗需求同步上升的情况下，会导致两类医疗（优质医疗服务机构和非优质医疗服务机构）的生产成本一同上升，从而造成"看病贵"；也直接导致了优质医疗服务机构的人满为患，让居民感觉到"看病难"。

以下的内容安排如下：（1）利用现实数据，分析我国医疗服务需求和供给的特点；（2）以与现实特点一致的主要假设为基础，建立理论模型，分析优质医疗服务供给不足如何导致看病难和看病贵；（3）分析导致医疗服务供给，尤其是优质医疗服务供给增长相对滞后的制度性原因；（4）总结本章的主要结论，并提出政策建议。

第二节　我国医疗服务需求与供给的结构性矛盾

在我国经济三十多年的快速发展之后，居民的收入水平和生活水平都有了很大的提高，对医疗服务的需求也随之提高。医疗服务需求的提高同时表现在量和质两方面。在质方面，人们更加关注医疗服务的质量，各个医疗机构提供的医疗服务的质量成为影响居民就医选择的一个非常重要的因素。这里所说的医疗服务的质量，主要是指诊断的准确性、治疗的有效性①。

到 2012 年底，我国共有 23 170 家医院，其中，三级医院 1 624 家，二级医院 6 566 家，一级医院 5 962 家。在三级医院中，三甲医院有 989 家（综合性医院 595 家、中医院 194 家、专业医院 173 家），三乙医院有 346 家，三丙医院有 25 家（《2013 中国卫生统计年鉴》）。由于医疗人员的素质和设备水平上的明显优势，三甲医院几乎成了优质医疗机构的代名词。现实中，三甲医院人满为患的现象很普遍，尤其是其中的综合性医院和一些优势明显的专业医院。而其他级别的医院与

---

① 当然也包括医疗服务人员态度等其他影响患者主观感受的方面，但相对来说，诊断的准确性和治疗的有效性更重要很多。

三甲医院的情况相比往往是另外一个极端，医疗资源闲置程度相对高。

平均来看，我国每个省（市）大约有三甲医院32家，其中综合性三甲医院约19家。这些医院在各地的医疗服务市场中的优势地位相当明显，其中的一部分则因医疗专业队伍和医疗设施方面的长期优势而被广泛当做优质医疗资源的集中地，越来越多的人视其为首选的就医之地。人们对优质医疗资源的追逐，使这些医院拥有的医疗资源的负荷远远超出一般水平。

表9-1展示了各级医院在2007~2012年提供医疗服务的情况①。这六年间，三级医院的诊疗人数年均增长14.7%，入院人数年均增长18.4%；二级医院的诊疗人数年均增长7.2%，入院人数年均增长12.4%；一级医院的诊疗人数年均增长4.0%，入院人数年均增长14.2%。无论从诊疗人次，还是从入院人数来看，三级医院都高于二级医院和一级医院。这说明，随着人们收入的增加以及观念的变化，对相对优质的医疗服务的需求越来越强烈。从病床使用率来看，二级医院的病床使用率上升幅度最大，一级医院次之，三级医院的病床使用率增长幅度最小，这是因为三级医院的病床使用已基本达到极限，而在这种情况下，需要住院的患者优先选择的是二级医院，而不是医疗服务质量最差的一级医院。

表9-1　　各级医院的诊疗人次、入院人数和病床使用率

	医院等级	2007 年	2008 年	2009 年	2010 年	2011 年	2012 年
诊疗人次（亿人次）	三级	5.5	6.2	6.9	7.6	9.0	10.9
	二级	7.5	8.3	8.9	9.3	9.9	10.6
	一级	1.4	1.6	1.5	1.5	1.5	1.7
入院人数（万人）	三级	2 033.7	2 326.8	2 668.3	3 096.8	3 717.3	4 726.4
	二级	3 476.2	4 061.3	4 636.0	5 115.7	5 567.4	6 241.6
	一级	333.2	392.2	432.0	463.7	535.8	648.9

---

① 严格来讲，下面的分析应该采用三甲医院与其他医院的数据进行对比分析，但由于数据的可得性所限，我们只能用三级医院的数据与其他等级的医院数据对比。

续表

	医院等级	2007 年	2008 年	2009 年	2010 年	2011 年	2012 年
病床使用率（%）	三级	97.6	100.5	102.5	102.9	104.2	104.5
	二级	75.6	80.1	84.8	87.3	88.7	90.7
	一级	52.6	53.6	54.5	56.6	58.9	60.4

资料来源：《中国卫生统计年鉴2013》。

以上分析表明，我国居民的医疗服务需求在长期保持总量增长的同时，需求结构也在不断地变化，对优质医疗服务的需求上升速度更快，在需求总量中所占比重越来越大。

在医疗服务供给方面，医生和医疗设备是影响医疗服务供给数量和质量的重要医疗资源，它们是决定诊断准确性和治疗有效性的最主要因素。

医生的能力和水平，是患者及家属判断一所医院的实力的最主要指标，也是决定诊断水平和治疗效果的最主要因素。表 9 - 2 展示了 2005 ~ 2012 年间我国执业（助理）医师的数量情况。执业（助理）医师总量的年均增长率为3.6%，其中，执业医师数量的年均增长率为4.0%，执业助理医师数量的年均增长率为1.8%。显然，相对于医疗服务需求的增长而言，医生数量的增长速度低很多[1]。

表 9 - 2　　　　我国医院执业（助理）医师数量（千人）

年份	2005	2006	2007	2008	2009	2010	2011	2012
执业医师	1 622.7	1 678.0	1 715.5	1 791.9	1 905.4	1 972.8	2 020.1	2 138.8
执业助理医师	419.5	421.0	407.5	410.0	423.8	440.4	445.9	477.2

资料来源：《中国卫生统计年鉴2013》。

---

[1]　由于数据的可得性所限，我们无法分析三级医院中医生数量随着时间变化的具体情况。但根据经验，三级医院医生数量的增长率与我国医院中医生总量的增长率没有很大差别，它们都比医疗服务需求增长率明显低。

医疗设备是影响医疗服务质量的另一重要因素，足够数量和性能的医疗设备能够帮助医生更好地完成诊断和治疗工作。表9-3展示了2007~2012年间我国医院所拥有的万元以上设备情况。我国医院万元以上设备总价值的年均增长率为18.8%，高于设备台数的年均增长率（12.8%），说明医疗设备的平均单价不断上升。而从不同价位的设备数量增长情况来看，价值在100万元以上设备的台数的年均增长率最高，达到15.3%。这些都表明我国医院的医疗设备的数量和性能一直在上升，与居民对优质医疗服务的需求的变化大致同步。

表9-3　　　　　　　　我国医院拥有万元以上设备情况

年份	2007	2008	2009	2010	2011	2012
设备总价值（万元）	18 568 386	24 658 032	27 917 331	32 048 588	37 382 532	44 005 792
万元以上设备台数	1 493 504	1 671 582	1 871 257	2 077 008	2 363 219	2 726 508
其中：50万元以下	1 406 489	1 577 817	1 776 955	1 970 615	2 239 175	2 579 858
50万~99万元	54 384	56 938	54 381	60 109	68 905	80 079
100万元及以上	32 631	36 827	39 921	46 284	55 139	66 571

资料来源：《中国卫生统计年鉴》2008~2013年。

总的来看，我国的医疗服务需求和供给呈现出两个重要特点：第一，随着收入水平的上升，居民对优质医疗服务的需求快速上升；第二，尽管医院的医疗设备等物质要素增长比较快，但决定医疗服务质量的最关键资源——医生的数量上升缓慢，成了阻碍优质医疗服务的供给能力与需求同步上升的"瓶颈"。

第三节　医疗服务供需结构矛盾与
看病难和看病贵的联系

　　为了研究看病难和看病贵问题产生的机理，我们做出下述简化性假设：（1）在一个社会中，有两个医疗机构 H 和 L 供患者选择，它们分别提供优质的医疗服务和相对低质的医疗服务。（2）随着时间的推移，患者的收入会增加，他们会更加青睐优质医疗服务。（3）优质医疗服务机构提供一个单位的医疗服务的成本高于低质医疗服务机构。（4）优质医疗服务机构的规模不随着时间的推移而变化。（5）患者的人数不变，每个患者对医疗服务的需求相等且不随着时间的推移而变化。在这些假设中，最为关键的是第 4 个假设，它近似地反映我国优质医疗服务供给增长缓慢的现实。

　　在以上假设的基础上，我国的"看病难"问题比较容易解释。当一个患者从 L 转到 H 就医的时候，所有在 L 就医的患者可能会感觉看病更方便、容易了，而所有在 H 就医的患者会感觉看病更麻烦，因为分享数量不变的优质医疗资源的患者更多了。

　　当整个社会中从低质医疗服务转向寻求高质医疗服务的患者人数超过某一个临界值的时候，整个社会中的大部分人感觉到医疗资源更加紧张，大部分人发现挂号时间长、候诊时间长、交费时间长——这就是所谓"看病难"的问题。

　　从我国 2012 年的数据来看，这个临界值已经被跨越，去三级医院看病的患者人数超过二级医院和一级医院的总和。实际上，这个临界值被跨越的时间早于 2012 年。有很多患者想去三级医院看病，但没能克服困难，最终勉强选择了在二级或一级医院就医，这部分人对看病难的体验和感受可能比实际上在三级医院就医的患者更深、更多。

　　对"看病贵"的解释需要结合图形分析。在图 9－1 中，横轴表示患者的数量，也表示医疗服务的数量。纵轴表示医疗服务机构提供医疗服务的平均成本的大小。曲线 AC_H 代表优质医疗服务机构的平均成本曲线，曲线 AC_L 代表了低质医疗服务机构的平均成本曲线。

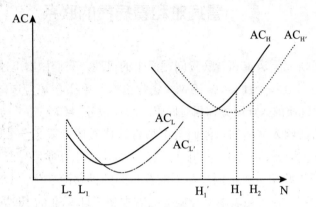

图 9-1 高质量医疗服务和低医疗服务价格变化

不妨令两个医疗机构提供的医疗服务数量（患者人数）在 $T=1$ 时初始值分别为 H_1 和 L_1。在 $T=2$ 时，根据假设（2），到医疗机构 H 就诊的患者人数增加到 H_2，也就是说优质医疗服务机构提供的医疗服务数量增加了 H_2-H_1。根据假设（5），H 所提供服务量的上升直接导致其服务的平均成本上升（见图 9-1）。

再来看看 $T=2$ 时医疗机构 L 的情况。由于我们假设患者对医疗服务需求的总量不变，L 提供的低质医疗服务的数量 L_2 应该满足 $(H_2-H_1)+(L_2-L_1)=0$，这意味着患者消费低质医疗服务机构所提供的服务减少了，减少的数量正好等于优质医疗服务机构增加的医疗服务提供量。从图 9-1 可以看出，如果低质医疗服务机构不扩大规模，其成本曲线不变，此时，产量的下降使得医疗服务的平均成本上升。如果低质医疗服务机构扩大生产规模，不妨假设成本曲线向右平移至 $AC_{L'}$，[①]，显然，与 L 的生产规模不扩大的情况相比，此时的平均成本更高。

---

　　① 也可能向右上方或者右下方移动，取决于规模经济的性质。具体情形不影响此处的分析。

在上述分析中，我们假设医疗机构 H 的初始产量点在成本曲线最低点的右侧，假设 L 的初始产量点位于其成本曲线最低点的左侧。尽管这种假设有些特殊，但并不对分析结论有实质性影响。即使 H 原来的产量点位于其成本曲线的左侧（比如位于 H_1'），只要居民的收入能够持续增加，而且优质医疗服务的供给基本不变，H 的供给量就会不断增大，并在某一个时刻超过平均成本曲线最低点对应的供给量，到达上述分析所描述的状态。

通过以上分析可以得出结论：随着收入水平的逐步提高，人们对优质医疗服务的需求越来越多，如果一个社会中优质医疗服务的供给不能够同步增加，将导致优质医疗服务部门的平均成本上升，同时也导致低质医疗服务部门的平均成本上升，整个医疗行业的平均成本因此上升，从而使得医疗服务的价格有上涨的压力。而且，如果低质医疗机构的规模不断扩大，整个医疗行业平均成本上升得更多，医疗服务价格上涨的压力更大。

不过，两类医疗机构的医疗服务价格上涨的性质有所不同。当越来越多的患者从 L 转到 H 接受诊断和治疗时，L 诊治的患者越来越少，但医院的规模并不容易减小，各种医疗设施的总的机会成本不变，这样，这些医院所需要承担的平均固定成本不断上升。此外，医生们的所拥有的人力资本投资也有类似效应。随着患者的减少，以人力资本投资形式存在的成本分摊在每个患者身上的数量增大。医生们都有追求正常的人力资本投资回报的动机，这样，在业务量不饱满的 L 中，医生们可能会通过诱导需求来增加业务收入，从而增加个人收入。最终，在两方面的作用之下，随着人们的医疗服务需求的结构不断变化，低质医疗服务的价格上涨压力会逐渐上升。

与此同时，当更多的患者涌向 H 去寻求优质的医疗服务时，如果相应的优质医疗资源不能同步增加，资源的利用率会不断提高，直至过度利用状态。如果优质医疗设备不能及时增加，这会大大加速折旧并有可能提高设备的故障率，从而增加使用成本。如果高水平医生的数量不能及时增加，医生需要诊断或治疗的病人数过多，他们不得不通过减少对单个病人的诊疗时间或者降低工作的认真程度，以维持自己的疲惫程度维持在合理范围之内。这样，相对于患者所获得的服务来说，患者会觉得价格贵了。现实中的例子很多，比如，虽然绝大多数人觉得花十几块钱挂号让专家看病并不算贵，但不少人看过病了以后就会觉得贵，因为医生对疾病进行诊断的时间只有几分钟，甚至更短。现实中，我国三级医院的医生人数约占各级医院医生总数的1/3，但处理的患者人数超过一半。如果把优质医疗服务机构的范围缩小到三甲医院，对高水平医生这种医疗资源的过度利用更加明显和严重。

总之，随着收入水平的逐步提高，人们对优质医疗服务的需求越来越多，在整个社会中优质医疗服务的供给能力不能同步增加的情况下，最直接的结果就是越来越多的人觉得获取医疗服务比以前困难、麻烦了；另外一个结果就是医疗服务的价格更高了，无论在提供优质服务的医院，还是在提供非优质服务的医院，都是如此。因此，医疗服务供给与需求的结构性矛盾是造成我国看病难和看病贵的重要根源。

第四节　我国优质医疗服务供给增长滞后的制度性原因

我国每年的医学专业毕业生保持在40万~50万之间（其中，本科毕业生约16万，硕士和博士共约4万），如果有50%的毕业生能够走上医生岗位，医疗服务供给增长的"瓶颈"就可能消除，优质医疗服务供给与对优质医疗服务的需求就有可能大致同步增长。

那么，为什么优质医疗资源不能够与需求同步增长呢？因为每年40万~50万的医学专业毕业生中只有不到10万人到医疗机构中工作。为什么会有这么多大学生学医但是不从医呢？答案就在于我国公立医院的组织编制制度。

在我国，公立医院占有约90%的医疗服务市场，民营医院只占不到10%。显然，对于医学毕业生来说，主要的就业机会在公立医院。

与其他事业单位一样，公立医院的人事制度仍保留着计划经济的一些色彩。医院员工按照是否有编制可分为正式编制和非正式编制两类。这两类员工在工资、奖金、保险、升迁、职称等与个人利益紧密相关的方面都有程度不同的差异。而各医院的正式编制总量由中央和各地机构编制委员会依据卫生部1978年颁布的《综合医院组织编制原则试行草案》确定。由于正式编制员工的工资需要由政府财政支付，定编机构出于节省财政支出的考虑尽量不增加编制数量。而且，核定编制所依据的标准是过时的标准，那个年代医院里工作人员的工作的复杂性相对低，整体难度也相对低，依据过时标准所指定出的编制数无法满足现状医院正常、有效运行的需要。这就带来了现实中的问题：医院缺人，但没有足够的正式编制指标。

对于毕业生来说，患者多的医院效益好，吸引力大，但由于编制总量的限制，很难获得正式编制。在当前医院的人事和薪酬制度下，非正式编制的工作对于大多数医学专业毕业生来说吸引力不是很高。同时，患者少的医院效益差，毕业生对在这种医院里面工作的收入预期不高，何况正式编制同样难以得到。

最终的结果是，在我国医疗服务市场中，优质的医疗服务越来越受到追捧，但能够提供优质服务的医生越来越不足。而与此同时，在我国教育系统中，消耗大量教育资源所培养出的医学毕业生，有一半以上毕业后不从事医疗卫生工作。

潜在医疗资源向现实医疗资源的转化出了问题，这是形成我国当前看病难和看病贵问题的更深层次的原因。公立医院的组织编制制度是妨碍这种转化顺利进行的主要原因，是造成优质医疗服务供给能力不能合理增长的一个根本原因。

第五节　讨　　论

本章研究发现，随着经济发展和居民收入的上升，人们对优质医疗服务的需求上升快速，但优质医疗服务供给能力却没有同步提高。

在几个与现实基本一致且不影响主要结论有效性的简化假设基础上，本章的理论揭示了，我国的看病难和看病贵问题的根源在于优质医疗服务的供给未能与需求保持同步增长所导致的医疗服务供需结构性矛盾。在影响优质医疗服务供给能力的各种要素中，最关键的是高素质的医生。因此，要解决医疗服务供需结构性矛盾，从而从根本解决上解决看病难和看病贵的问题，需要在提高现有医疗人员（主要是医生）的水平的同时重点加快医生队伍扩大的速度。长期以来在公立医院实行的组织编制制度严重阻碍了我国医生队伍的扩大。

医生队伍的扩大，会产生三种效应。第一，可以直接增大优质医疗服务供给能力，使优质医疗服务机构 H 的成本线右移（比如，移到图 9 – 1 中 $AC_{H'}$），这既能缓解看病难问题，又能缓解看病贵问题。第二，当高素质的医生数量增加比较多时，会有更多的医生到三甲医院、三级医院以外的等级稍低的医院工作，从而增加这些低等级医院对患者的吸引力，缓解低质医疗机构由于患者人数不足、资源利用不充分所造成的单位服务成本过高的问题。第三，随着越来越多的高素质医生到相对低等级医院工作，这些医院相对于原来优质医疗服务机构的竞争力逐渐加强，可以降低整个医疗市场的垄断程度。

我国每年本科以上医学专业的毕业生大约有 20 万，如何让这些受过正规医学教育的人走进医疗卫生系统是解决看病难和看病贵问题的关键环节。短期来看，这些大学毕业生在实用专业技能和经验等方面可能不满足实际工作的要求，但经过一段时间的锻炼，会有很多人成为业务能力强、综合素质高的医务人员，他们是解决看病难和看病贵问题的重要资源。

要让整个医疗卫生行业的医疗技术人员，尤其是医生的数量保持适当的增长速度，第一个办法是从我国公立医院的组织编制制度入手：要么放松编制的限制，大幅度增加正式编制指标的数量，要么彻底废除这种制度。但在现有条件下，这种办法的作用有限，因为组织编制制度在我国所有的事业单位中普遍存在，单独在医疗卫生领域大幅度增加编制数量或者废除这种制度的可行性都很低。

第二个办法是在增加财政对医疗领域投入的同时，转换投入结构。政府用补贴的形式增加非正式编制医院员工的收入，使非编和正式编制员工同工同酬，同时，在职称、升迁等非经济收入方面实现同等待遇。对于医院来说，这不会明显增加经济成本，因为医院本来就要承担这部分非编人员的工资。对于政府来说，财政支出虽然有所增加，但相对于直接增加正式编制来说，负担相对小些。显然，相对第一种方法来说，此办法具有更高的可行性。

本章的研究，也为讨论已有政策建议或措施提供了理论基础。很多学者建议用医药分开办法解决看病贵问题。从本章的理论模型分析可以看出，即使医药分家，导致两种类型的医疗机构的平均成本上升的原因仍然存在。只要医院的平均成本持续上升，医院和医生就会采用更加隐蔽的办法（比如增加不必要的检查种类和次数等）增加收入。患者的经济负担仍然不会下降。

很多学者建议增加政府对医院的财政投入，以解决看病难和看病贵问题。根据本章的理论分析，增加财政投入并不一定会解决问题。如果财政投入的方向不正确，反倒会使问题更严重。不难理解，如果财政投入主要花在了购买更贵、更好的医疗设备上，而不是花在人力资本投资上，优质医疗服务和低质医疗服务的平均成本都会上升，而且，优质医疗服务机构的过度拥挤的现象也不会有实质性改变。

有些人建议放开医生多点执业限制。根据本章的理论模型分析，这可以让低等级医院的医疗服务质量有所提高，直接降低看病难问题的严重程度；也可以缓解低等级医院中医疗资源的闲置和高等级医院中医疗资源的过度利用问题，从而降低两种类型医疗机构的平均成本，有助于降低看病贵问题的严重程度。但是，在现实中，医院出于自身利益的考虑，会设置一些障碍，而医生本人也会有很多顾虑。因此，多点行医的政策是否能够产生良好的现实效果还很不确定。

很多学者指出公立医院的垄断地位是造成我国看病贵的根本原因，提出鼓励和支持民营医院，改变医疗市场格局的建议（邓国营等，2013）。根据本章的理论分析，这种办法的效果与多点行医类似。而且，其结果可能会使医疗服务市场的垄断者从一批医疗机构换成了另一批医疗机构，整体垄断格局并未发生本质性变化。真正能够降低医疗服务市场垄断程度的途径，是使足够多的医学毕业生从医，进而提高整个社会的优质医疗服务供给能力。要想提高优质医疗服务供给能力，仅靠存量调整来实现的难度很大。多点行医是一种存量调整方式。另外一种方式是医生从低等级医院流动到高等级医院，使经验和水平相对低的医生可以在更优秀医生的影响和指导下，提高自身的能力，从而使限制整个社会优质医疗供给能力增加的"瓶颈"得以缓解。问题是，在我国各级医院医疗设备投入增加的情况下，这种从下到上的转移是很有限的，低等级医院的资本和劳动比是有其合理区间的。

建立全科医生制度，是我国医疗改革中的一项重要内容。全科医生的职责在于对病情进行初步判断和筛选，引导病情不复杂的患者留在低等级医疗机构就医，而不是盲目涌向高等级医院。根据本章的理论模型，全科医生制度既有助于解决看病难也有助于解决看病贵的问题。但该政策推行的速度和效果还远不够理想，这跟当前的组织编制制度有很大关系。

需要说明的是，医疗系统是错综复杂的，看病难和看病贵问题的根源也是多方面的。本章研究所得到的结论比较有价值，但这并不意味着我国的看病难和看病贵问题只有一个原因，解决的办法也不仅限于本章政策建议所提及的，它们应该被置于一个系统的、综合性的宏大视角下。

第十章

政府的角色

从目前的情况来看，效率和公平这两个有一定内在冲突的目标，在我国医疗服务领域还远远没有实现。我国医疗服务行业存在着低效率和不公平的问题。从原因上来讲，与医疗机构医疗从业人员、消费者和政府都有关系：一些医疗机构追求经济利益的动机偏强；从业人员的整体医德医风有待提高；很多消费者不够成熟和理性；政府的一些政策不尽合理、监管尚不够到位。

如果我们从探究原因继续往前走一步，试图找到解决办法，政府就变成了最重要的角色，甚至唯一重要的角色。这是因为政府是所有参与者必须面对的游戏规则的制定者，约束并引导着微观各方采取对自己最有利的行动。微观主体的行为是否会带来一个良好的宏观结果，取决于政府制定的游戏规则是否正确、有效。

尽管医疗体制改革本身的复杂性和艰巨性可能超出政府的能力范围，找到一个同时实现效率和公平目标的方案或许是不可能的。但是，通过对以往政策和制度的深刻反思，有助于显著提高我国医疗体系的效率和公平程度，虽然未必能在两个目标上都达到最优状态。而且，越是复杂、艰巨的任务，越需要清晰的思路。一个良好的庞大而复杂的医疗体系的建造，要以设计出一个合理的框架为前提。

政府到底可以做什么？不可以做什么？怎么做？做到什么程度？都是需要想清楚的问题，是设计出一个大的体制性框架之前必做的功课。成功的医疗体制改革，是以清晰的思考和目标定位为前提的。那么，在医疗系统中，政府到底应该扮演哪些角色呢？

第一节　体制设计者

我国医疗资源配资的低效和不公平问题，根源就在于整个体制设计不合理。医疗体制的设计，应该是在医院、医生、学者、消费者和政府官员的多方共同参与下，以政府为主导的活动。政府在参考各方面的信息和建议后，本着最大化公众长远利益的原则确定整个医疗体系的框架。

现实中，一些相关政府部门在决策过程中更多考虑的是本部门利益，所作出的决策可能并不代表公众利益，最终导致政府发挥的作用不够理想。迄今为止我国医疗改革的不成功，一定程度上与政府决策缺乏效率有关。因此，在重构医疗体制之前，解决政府内部的决策机制问题是非常重要的。没有这个前提，任何改革措施都无法显著改变我国医疗体系的低效和不公平问题，否则，一些问题消失了，另外一些问题会以新的形式出现。

解决了政府决策问题以后，接下来就要考虑采用哪种类型的体制或模式的问题。在当今世界上有两种类型的医疗体制：一种是以英国为代表的高度集中化和行政化的体制；另一种是以美国为代表的更加分散化和市场化的体制。

由于种种原因，国内对美国的医疗体系和政策相对较为熟悉，看到了一些可取之处，我国的医疗体制的设计和调整更多地参考了美国的体制。对于英国的医疗体制的了解主要还停留在免费医疗服务、政府控制、长时间等待等关键词上。

哈特（2014）是威尔士的一名医疗工作者、学者和英国医疗改革的亲历者，他向读者还原了一副不广为所知的画面。根据他的介绍和分析，英国国家医疗服务系统（NHS）在效率和公平性方面表现得都很出色。20世纪80年代之后，一些政治力量主导的医疗改革向NHS注入更多的美国式的商业化元素。

从经济发展水平来看，英国的NHS与我国当前的阶段比较接近。

作为人类历史上医疗体制的一个出色的真实实验，为什么不能作为我们借鉴的模板？事实上，以商业化或市场化为特征的美国的医疗体制一直备受诟病，它本身也在不断发生这变化。近几年，美国医改的一个显著特征恰恰是在强化政府的职能，特别是在医疗费用筹资和控制医疗费用方面。

因此，在医疗体系中强化我国政府的职能和责任是未来医疗体制设计和改革中要落实的重点。不能因为目前的政府行为缺乏效率，就将责任推给市场或者消费者。如果采取有效的措施，大大改善政府行为的合理性和有效性，整个医疗服务系统的运行效率和效果会更好。毕竟，从原理上来说，医疗服务行业的很多特殊性决定了私人部门很难实现医疗资源的有效和公平配置。

总之，我国政府应该在提高政府决策效率基础上，制定一个以增加政府责任为基础的、将集中化和市场化适当结合的医疗系统的框架，并通过法律法规的形式将其确立下来，确保新制度的权威性和公众信心，让各方形成稳定的预期。

第二节　产权所有者

政府是公立医疗机构出资者的代理人，自然成为国有医疗资产的产权所有者。由于历史和现实原因，在较长一段时期内，公立医院和其他公立医疗机构仍将占据我国医疗服务行业的主体地位。政府能否合理、有效地发挥产权所有者的职能，对我国医疗资源的有效和公平的配置来说是非常关键的。

作为国有产权所有者，政府部门对公立医疗机构负有监管的责任。我国公立医疗机构的监管体系包括三个组成部分。一是法律监管；二是行政监管；三是社会监管。从目前来看，法律监管和社会监管手段用得不多，政府部门主要通过行政管理手段实现对公立医疗机构的监管。主管部门利用国有产权所有者的身份，行使行政管理权力，参与日常经营管理活动，是我国国有资产管理中的一大共性问题。近些年来，我国的国有企业改革已经先行一步，探索产权和经营权分离实现方式，更多地依靠法律监督和社会监督对国有资产的使用合理监管。对公立医疗机构的监管，应借鉴相关经验。

作为国有产权所有者，政府部门有权且应该参与公立医疗机构的重大决策，与医疗机构的管理者及其他利益相关者，共同商讨和决定相关重大事项，比如大规模的资本增减、重要人事制度的变更、重大事故或纠纷的解决等。此外，也要在三种监管手段的作用下，保持对公立医疗机构运行状态的了解，在重大事故或问题出现前，提出警告，并在合适的时机采取一些必要手段，比如更换管理者。

如果政府能扮演好产权所有者角色，将极大地提高公立医疗机构的运行效率，释放其活力，从而提高整个医疗体系的效率。

第三节　医疗市场监管者

政府也是行业秩序或者市场秩序的维护者，负责宏观和微观两个层面的监管任务。

宏观层面上的监管，主要包括制定行业性法律法规，建立公平的市场竞争环境；公开市场进入和退出规则；明确统一的安全和质量标准；及时发现并纠正市场失灵；掌握行业变动态势，发现共性问题；为了引导医疗资源的分布和发展，制定鼓励性或限制性产业政策；以公共物品形式，向消费者提供关于医疗机构和医疗人员的多方面的信息，缓解医疗市场中的信息不对称问题。

微观层面的监管则主要包括：对各类医疗服务主体（公立、非公立）依法监督；接收各种渠道的投诉信息，协调医院和患者之间、医院和医院之间的纠纷的解决，对违规方依法处理。

目前，我国政府对医院的监管主要在微观层面，而且行政干预手段采用相对过多，政府直接干预医疗服务机构（特别是公立医院）的日常经营管理。很大程度上，各级政府还在沿用计划经济时代的管理模式。公立医院由政府创办并拥有资产所有权、人事任免权、财务管理权、投资决策权等，从而使公立医院实际上成为政府的附属机构。

虽然我国的公立医院管理体制改革在试点中缓慢推行，但对于改革目标和改革思路尚未达成广泛共识，政府仍未能有从公立医院的日常管理中脱身出来。而且，医疗服务机构能为政府带来较为可观的经济利益和寻租权力，这在一定程度上动摇了政府推行医院管理体制改革的决心。

与此同时，我国政府对医疗服务机构的行业性监管做得尚不到位，也还没有形成一系列有效的宏观监管手段。在弱化政府对医疗服务行业微观管理的同时应加强行业性监管，让医疗机构在稳定的、可以预期的市场规则下获得更多的自由决定权，获得平等竞争的机会，形成健康完善的行业秩序和市场竞争条件，这是我国医疗改革的前进方向。

能否转换政府职能，扮演好市场管理者的角色，对于整个社会的医疗资源的有效配置非常关键。

第四节　医疗服务提供者

根据公共经济学的定义，社会产品分为公共产品和私人产品，其中的公共产品可以进一步分为纯公共产品和准公共产品。公共产品的基本特征消费的非竞争性与非排他性。因为在完全竞争的市场经济中存在个人"搭便车"现象，使得私人机构提供的公共物品的数量偏离社会最优水平。

基本医疗服务有明显的公共物品或准公共物品的性质，由于市场机制无法解决公共物品的有效供给，政府作为公共利益的代表者，往往被付以重托，承担起提供公共物品的责任，从而解决医疗资源的有效配置问题。

从理论上讲，一项服务是否属于公共物品，取决于它是否具有非排他性和非竞争性。但这种界定标准是相对的、有条件的。当供给不足时，基本医疗服务就具有竞争性和排他性，而供给充足时，基本医疗服务就可能具有非竞争性，从而成为准公共物品。而基本医疗服务的界定，也受经济发展水平、社会文化和大众观念的影响。从发达国家的医疗系统演变过程来看，基本医疗服务的范围呈现不断扩大的趋势，"基本"一词所包含的内容越来越多。

另外，从发达国家的经验来看，将基本医疗服务作为公共物品，也是实现社会公平或平等的一个重要措施。提供公共产品能够缩小居民之间所享受到的产品和服务的差距，促进社会公平的实现。

政府支出在全国医疗总费用中的的比例，大致反映了政府将医疗服务当做公共物品提供的程度。世界上192个国家的相关数据表明，这个比例越小，医疗费用在不同人群之间的分担就越不平等，国民的整体健康水平也就越差。

因此，作为有公共物品性质的某些医疗服务的提供者，政府要负责筹资、生产、定价和分配等各个环节。每一个环节的完成质量都影响医疗服务体系的运行效率和公平性。

目前，在我国的基本医疗服务领域中，供给能力不足、定价过高是最显著的问题，造成了看病难和看病贵问题在我国同时出现的现象，使得一些基本的健康需求得不到满足，带来了一些社会问题。

而且，有些具有非常明显的公共物品性质的医疗服务，如疾病预防、流行病防治、职业病防治等，实际上竟然被当成私人物品，成了某些医疗服务机构的盈利产品，以满足经营者最大化利润的需要。

因此，我国政府应该在合理界定基本医疗服务的前提下，增加对基本医疗服务系统的投入，从资金和人才两个方面保障基本医疗服务供给能力和服务质量的提升，这样既可以提高医疗服务系统的效率，又可以提高医疗服务分配的公平程度。

第五节　医疗服务购买者

我国的城镇居民基本医疗保险基金由人力资源与社会保障系统管

理，农村的新农合资金则由国家卫生和计划生育委员会（下简称"卫计委"）系统管理。虽然未来的资金管理方式和管理部门都可能发生变化，但其他国家的经验表明，资金的管理权实际上还是会保留在政府手中。

支配着庞大的医疗保险基金的政府部门，代表的是所有参保人，代替他们与医疗服务的提供者进行团购式谈判，确定医保合作医疗机构，并对服务过程中医院和医生的行为进行实时监督和事后监督。

在医疗服务领域，如果卖方是各种医疗机构以及药品和医疗器械的供应商，而买方是众多单个的患者，这样的市场结构不可能产生有效率的资源配资结果。医疗服务最主要特征就是信息的严重不对称。作为需方的患者个体，并不了解购买哪种医疗服务合适，也不知道什么的价格是合理的，因此他们无法对供方诱导需方过度医疗的行为加以有效识别和阻止。

医疗保险基金存在的意义之一就是将分散个人手中的保险资金集中起来，由拥有专业知识和信息的机构来管理，由这个机构扮演购买者或者付费者的角色，成为医疗机构和医生眼中的"大客户"。这样既可以大大缓解信息不对称问题，又可以借助批量购买的形式降低谈判成本和服务价格。

目前，我国的城镇居民基本医疗保险基金和新农合基金的管理部门实际上更像"出纳"，而不是购买者，没有让保险基金的优势充分发挥出来。到2014年底，我国城镇居民基本医疗保险基金累计结余9 116.5元，2013年度新农合筹资总额达2 972.5亿元，这么庞大的资金就是保险基金管理者手中最大的筹码，如果能够用好它，我国医疗资源配置的效率会上升一个台阶。

第十一章

中间政策目标

在医疗服务领域实现公平和效率的终极目标绝非易事，需要长时间的研究和探索。鉴于医疗系统的特殊性和复杂性，一个合理的医疗体制改革的政策体系以及具体措施究竟会在什么时候最终形成，尚有很大不确定性。2009 年新医改开始到现在已经有六年时间，我国的医疗改革尚处于政策框架初步搭建和具体政策摸索阶段（见本书附录）。

2009 年的新医改以来，我国的政府官员和学者们对医疗体制的思考更加深入。将它们与本书的研究结合起来，建议政府部门着重从以下几个方面入手，应该会显著提高我国医疗行业的效率和公平程度。

第一节　显著、持续提高医疗服务供给能力

从前面章节的研究可以看出来，我国医疗服务供给能力成了我国医疗服务行业发展的瓶颈，是导致我国医疗系统效率和公平程度不高的主要原因之一。快速增长的医疗服务需求和对优质医疗服务的需求与缓慢增长的医疗服务供给能力之间构成了巨大的对立。

为了恢复需求和供给的基本均衡状态，一方面要挤压不合理需求，引导患者合理就医，另一方面，更重要的是要增加医疗资源，特别是优质医疗资源。在各种医疗资源中，最重要的是人力资源。而要

解决优质医疗服务人员不足的问题，要加强人才的培养和使用。

加强人才的培养，就是要持续提高本科和研究生层次上医学专业大学生培养规模，优化医疗服务人员后备军的结构。这需要政府财政加大对医学教育的投入力度，避免财政支持不足所导致的培养结构退化的问题。

从我国医疗从业人员和医学毕业生的学历结构的比较可以发现，每年都有一定数量的医学毕业生没有走上从医的道路。其背后的一个原因是，公立医院迫于编制限制，无法随着业务量的增加自主调整人员规模，而民营医院相对较小的规模对缺乏经验的毕业生的需求量有限。因此，为了充分利用医学院校培养出来的大学生，需要在社会中创造出大量能够吸引毕业生的岗位。这可以通过两个途径实现：第一，支持公立医院扩张规模，从而提供更多的工作机会。第二，采取低息贷款等形式鼓励民营医院扩张，促使更多的中大型民营医院的出现。相对来说，中大型民营医院比小型民营医院更能吸引医学毕业生。同时，在职称评聘方面逐步与公立医院接轨，增加民营医院对优秀毕业生的吸引力。

第二节　加大全科医生培养力度

在发达国家普遍采用的分级门诊制度是降低医疗成本、提高医疗服务可及性公平和利用公平的重要制度。医疗需求可以分为不同的层次，初级层次的医疗需求应该由全科医生负责，初级以上层次的需求由专科医生负责。而优秀的全科医生队伍是实现分级门诊的前提条件。没有优秀的全科医生队伍，患者会出于规避风险的考虑直接选择高级别的医院和医生，使分级门诊制度形同虚设。

充分利用全科医生降低医疗服务成本、提高医疗体系效率的经验很多。比如，1992 年英国政府把原来给医院的大部分款项转给家庭医生（全科医生）。医院的手术和住院服务明码标价，这样建立起医疗服务的内部市场。家庭医生与病人协商选择进一步治疗的医院，然后从家庭医生所掌握的预算中拨付医院的服务费用。

若要实实在在地建成一支高素质的全科医生队伍，可以采取以下几种措施。

第一，扩大全科医学系建设规模，并把全科医学作为一门独立的学科来对待，完善全科医生培养体系，借鉴国外经验，从课程设置、教学方法、教材编写等方面探索适合我国国情的全科医生培养方案。

第二，加强对在职医生的培养。要充分利用现有资源，建设以三级综合医院和有条件的二级医院为主的临床培养基地，以有条件的社区卫生服务中心、乡镇卫生院和专业公共卫生机构为实践基地的全科医生培养实训系统。

第三，推行鼓励高水平的医生到基层医疗部门定期坐诊的制度，鼓励他们与基层医疗服务人员形成帮传带关系。

第三节　完善医疗救助制度

我国的医疗保险尚未做到百分之百覆盖，收入低、边缘化的人群是未被覆盖的主要组成部分。何况，医疗保险一般也不会百分之百地支付个人医疗费用，患者需要用个人收入支付一部分医疗费用。这些都是导致因病致贫的原因。此外，本书的研究也表明当前我国医疗服务的利用与个人或家庭收入有关系。也就是说，收入低的人即使有治疗需要也只能少利用医疗服务。

医疗救助制度的有效实施，有望从根源上斩断疾病与贫困之间的恶性循环，有望减少甚至杜绝低收入人群的"小病扛，大病拖，重病等着见阎王"的行为。一般来讲，越贫困的家庭，其家庭成员所拥有的生活条件越差、健康知识越少，导致这种家庭出现较大健康风险的可能就越大，较大的健康风险意味着较大金额的医疗费用，于是就会出现"因病致贫，因贫致病"的恶性循环。而医疗救助制度的目的就在于让那些有需要的家庭及时地享受医疗救助服务，以便尽快恢复健康。

在医疗救助方面，农村人口应该被当做重点救助对象。尽管我国自2002年开始至今对农村医疗救助制度的探索、建立、实施和完善已有十余年，在救助形式、救助方式、救助理念、资金筹集、资金投入、监督管理等取得了一些进步。但是，在具体实施过程中暴露了救助水平不高、救助对象范围偏窄、救助标准偏低、监督管理不到位等方面，这些问题在农村的严重程度远高于城市。

伴随着各项政策的推进，我国的医疗救助水平不断提高，但仍处于比较低的水平上。2014年全国共实施医疗救助1.02亿人次，支出资金254亿元人民币，资助困难群众参加门诊救助、住院救助水平分别达到144元、1 723元，重点救助对象年救助限额内，住院自负费用救助比例普遍达到60%。

救助的范围也不合理，严重限制的救助制度的功能发挥。在医疗救助的疾病范围上大致可分为三种，即"大病救助"型（只救助大病重病患者）、"大病与常见病兼顾"型（救助大病重病和常见的疾病患者）、"以常见病为主"型（只救助常见的疾病患者）三种。目前，大病救助是我国的主要救助类型。而各省、市在具体实施"大病救助"型时会规定一个具体的"大病种"范围，一旦有经济困难的患者所患疾病没有列入"大病种"规定范围，他们就很难获得医疗救助。于是，一些急需医疗救助的贫困居民或家庭就被排除在救助范围之外。更重要的是，"大病救助"型一般没有将绝大多数常见病、多发病、慢性病列入可救助的范围。这种特殊病种的限定使医疗救助的范围大大缩小，一定程度上导致了"小病拖、大病扛、急病重病才往医院抬"的畸形就医现象。

目前，我国的医疗救助工作由民政部门执行。但民政部门工作人员数量的严重不足以及专业技能方面的欠缺，加之医疗救助的监管体系的不完善，导致在医疗救助基金的使用中出现了一些问题，从而在医疗救助的过程中出现新的不公平。比如，一些提供医疗救助服务的卫生医疗机构为了谋求巨额的医药利润，允许员工重复检查、大开处方、胡乱收费等行为，过度提供医疗救助服务。这显然会降低医疗救助资金的实际使用效率，不利于医疗消费的公平。

完善我国医疗救助制度，有助于提高医疗服务可及性公平和利用公平，有助于维护社会稳定。具体措施包括：

第一，改进核定方法，扩大救助覆盖范围。医疗救助对象的核定直接影响医疗救助制度的覆盖范围和医疗服务的可及性。在政策制定的过程中应进一步扩大医疗救助对象的范围，这样才能充分发挥救助制度的功能。

要围绕不同人群医疗救助的需求差异，确保实现救助对象和救助病种两个"全覆盖"：对老弱病残患者给予必要的医疗救助；提供大病医疗救助，对需住院治疗的救助对象给予及时救助。

第二，增加救助项目，并提高救助标准。医疗救助的项目也应该逐步丰富，让患有大病、重病的低收入人群能获得医疗服务，其他一些就医困难群体在遭遇疾病时，也能够在自身经济能力不允许的情况下及时获得基本的医疗服务，防止小病拖成大病、大病拖成重病的悲剧。这样，既可以提高医疗服务的可及性，又避免了更多的医疗费用。

此外，还要通过取消起付线的限制和提高封顶线标准来提高救助水平。

第三，建立临时医疗救助，对因病致贫的低收入人群给予适当救助，从而完善医疗救助的方式，让真正有困难的人或家庭在事前、事中和事后都有机会获得救助。

第四，建立医疗救助的社会监督机制，让各种公益性社会团体以及被救助者本人共同组成外部监督力量。从而淘汰那些服务质量较差、在药价和管理上混乱的医疗服务机构。

第四节　加大政府财政投入力度和提高效率

我国的基本医疗保险覆盖的广度和深度尚有很大提升空间，尤其是后者。尚未被医疗保险覆盖的人往往在经济上有困难，各级政府通过提高补贴的方式引导这些人加入医疗保险是必要的。而要提高医保的保障程度，就需要更多的资金，一部分资金可以从个人或企业获得，另外一部分则需要政府出资。此外，解决医疗人才培养和使用问题也需要政府加大财政支持力度。

政府主要职能之一在于弥补市场机制的内在缺陷，使有限的医疗资源在全社会范围内有效的配置。政府应该以更好地向社会提供公共产品和公共服务为首要目标。从各级财政资金的流向来看，我国基本医疗保障支出占财政支出的比重较小，而且其增长速度明显低于财政收入的增长速度，也远远低于经济建设支出的增长速度。而要改变这种状况，应该考虑调整地方政府的政绩考核体系，弱化经济增长速度的绝对主导地位，增加居民医疗保障满意度等体现公共服务方面的考核指标，从而激励各级政府职能由经济建设型向公共服务型转变。

具体来说，在增加政府投入方面，需要注意以下几点：

第一，切实加大投入，承担政府职责。确立政府在提供公共卫生和基本医疗服务中的主导地位，明确政府投入责任。加大对农村地区、西部地区和弱势人群的投入力度，重点解决医疗服务的可及性问题。加大对预防工作的投入力度。

第二，重点投入具有公共物品性质的服务领域或者与公众利益有直接、重要关系的领域，比如医学教育、传染病的防治等。

第三，统筹考虑可持续问题，适当提高保障水平。但保障水平过高会给政府带来沉重的财政负担，使得财政投入无法持续。医疗保障水平存在一定的向下刚性，制定财政投入政策时要考虑这一因素。

第四，充分发挥市场机制，让市场在资源配置中起到决定性作用。对民营医院给予适当的鼓励和奖励，促使民营医院的健康成长，形成合理、适度的市场竞争格局。

而在提高财政投入的效率方面，各级地方政府之间财权和事权的不对称性成了一个重要的阻碍因素。

事权和财权的对称性是充分发挥各级政府在基本医疗服务领域中职能的前提条件。各级政府间基本医疗服务事权的合理分配，需要以公共财政体制的完善为基础，建立各级政府之间合理的医疗卫生责任分担与筹资机制。具体来讲，要处理好以下两个问题。

第一，明确界定各级政府在基本医疗服务领域中的事权，充分体现事权和财权的对称性。

在中央政府和地方政府的事权划分上，应遵循全局利益原则、行政管辖原则和最低成本原则三个原则。全局利益原则是指从国家的整体国情出发，协调中央政府和地方政府在基本医疗服务领域的事权，中央政府保留在必要情况下对医疗服务事权进行调整的权力。行政管辖原则则是指按照目前的行政层级划分医疗服务事权。中央政府负责全国范围内的立法监督、选择合适的制度模式、明确一般性原则、规定缴费模式、制定医疗服务基本标准、协调地区平衡等方面工作，而地方政府负责所属地区的费率适度调整、保障待遇标准具体化、医疗服务标准细化等方面工作。最低成本原则是指在保持产出不变的情况下，制定使财政投入成本最低的政府资金节约型的事权分配方案。例如，可以考虑由中央及省级政府承担医务人员工资、基本药品和诊疗手段的采购费用，而基本建设投入则主要靠县级政府承担。同时，在医疗机构管理方面，中央政府负责确定基本政策框架、服务内容和标准，而县级政府负责组织实施。

第二，中央政府应对基本医疗服务承担"托底"责任，并对地方政府的投入资金运营管理行为拥有监督权。

从社会公众的客观性需要来说，中央政府对基本医疗服务负有不可推卸的最终的托底责任、在基本医疗服务的责任承担上，地方政府有追逐局部利益而忽视全局利益的行为动机，从而可能做出重眼前利益而轻长远利益的短视决策和制度安排。这就要求中央政府监督、引导并适时纠正地方政府的某些行为。

从财政实力来看，中央政府控制着全国性财政收入的转移支付，从维护社会公平和社会稳定的角度来看，中央政府有能力也有义务充当整个医疗服务体系的托底者的角色。因此，中央政府应该承担对基本医疗服务的托底责任。与此同时，为防范地方政府推卸责任和转嫁风险，中央政府应加强对地方政府的资金运营管理行为的事中和事后监督。

第五节　完善基本医疗保险制度

我国现行基本医疗保险制度由城镇职工基本医疗保险制度、城镇居民基本医疗保险制度、新型农村合作医疗制度三大制度组成，它们分别从政策上覆盖了城镇就业人口、城镇非就业人口和农村人口。

我国城乡三大基本医疗保险制度呈现以下特征：第一，从筹资征缴方式和支付报销比例来看，城镇职工基本医疗保险的水平最高，城镇居民基本医疗保险次之，而新型农村合作医疗的保障水平最低。第二，三大制度各自封闭运行，制度间没有衔接，导致出现一些"三无"人群，农民工群体处于在新农合和城镇职工基本医疗保险制度之间的中间地带。

近些年来，特别是2009年新医改之后，我国基本医疗保险的覆盖面日趋完全，深度也在逐渐加强。但还有一些重要问题需要解决。

第一，我国基本医疗保险制度的"碎片化"特征明显。城镇职工基本医疗保险制度、城镇居民医疗保险制度以及新型农村合作医疗制度构成了我国基本医疗保险制度体系，它们覆盖了不同的参保对象。三大制度建立的历史沿革、参保对象、保障水平以及统筹层次等方面存在明显差异。三个制度同时并存运行，基本医疗保险的统筹层次比较低，分属不同的经办机构，参保对象分散，不利于医疗保险制度的统筹互济功能，也造成管理成本较高。

从长期来看，三大制度的融合是必然趋势，虽然融合不代表原来各种保险制度覆盖的人群会获得完全相同的保障。

第二，三大基本医疗保险制度差距悬殊。三大主体制度的差距主要表现为各个制度的筹资方式差异较大，具体表现在缴费主体、缴费标准以及统筹模式等方面，使得以实现医疗消费公平为目标之一的医疗保险制度反倒可能加剧了不公平。

当然，由于经济发展水平不同，医疗成本不同，要求向不同的人群提供相同的保障水平是不合理的。但实现地区性的保障水平公平是必要的。

第三，经办机构的管理主体分散。人力资源和社会保障部门负责城镇基本医疗保险，民政部门负责城乡医疗救助，卫生部门负责新型农村合作医疗。这种略显混乱的分工，不利于整个基本医疗体系的效率的提高，也带来了一些管理上的问题。新型农村合作医疗管理工作由卫生行政部门负责，经办机构一般设在乡镇卫生院，卫生部门既是管理者又是经办者，既代表供方提供基本医疗服务，又代表需方管理新型农村合作医疗基金，难以形成有效的监督机制。

将三大制度经办机构的管理职能进行整合，对于提高整个基本医疗保险体系来说是必须的。

第四，医疗保险基金的管理不到位。基本医疗保险基金的管理者应该以第三方或者医疗服务购买者身份，代表消费者的利益，与医疗服务的提供方（医院、医生）进行谈判，并实施监督和考核，确保资金的使用效率。但是，目前我国的医疗保险基金管理者的监管者的表现更像一个"出纳员"，其他方面的功能不明显。这显然会影响资金的使用效率，从而损失患者的利益。

为了让管理者充分发挥其应有职能，应该要求资金管理者：以次均费用、住院率、目录内药品使用比例等作为主要考核指标，定期开展对定点医疗机构的考核评价，考核结果与资金拨付挂钩，并定期向社会公布；探索建立定点医疗机构信用等级管理和黑名单管理制度。同时，要完善对保险基金管理者的考核，逐步落实追责制度。

此外，可以借鉴国外经验，利用信息系统实现医疗保险反欺诈的目的。美国75%的管理型医疗组织机构都通利用专业的反欺诈信息系统来帮助稽核人员分析大量的数据和进行前瞻性欺诈调查。我国医保基金监管机构应开发并利用专业的反欺诈软件系统提高对医疗保险欺诈的识别率并对欺诈案例进行总结分析以及处理。

第六节　变革政府监管理念和手段

在上一章中，我们提出政府在医疗服务行业中的一个职能就是市场监管。但有效的市场监管显然与家长式的干涉是完全不同的。从与公立医疗机构、民营医院以及基本医疗保险基金的关系来看，我国政府长期以来一直扮演的是家长的角色，什么事情都可以插手，什么事情都可以干预。这显然与合理的政府定位相悖。

因此，在我国医疗体系改革中特别重要的一个任务就是要变革政府监管的理念，更新监管手段，坚持以公众利益为根本目标，坚持市场中非竞争性主体的超脱者地位。

具体来看，我国政府在医疗服务领域的监管职能应注意以下几个方面：

第一，制定透明、合理的医疗服务市场进入和退出规则，让各种资本充分参与医疗服务活动，让合格的机构和个人都可以成为医疗服务的提供者。

在投资准入方面，政府应向社会公开公布举办医疗机构审批程序、审批主体和审批时限。还应将符合条件的社会办医疗机构纳入医保定点范围，执行与公立医疗机构同等政策。在医疗设备和医疗技术的准入方面，政府要逐步放弃管制，让市场来决定。在人员准入方面，要制定一致的、严格的执业准入制度和执业制度，对严重违反执业制度的从业人员，可以责令其退出医疗服务行业。

第二，建立起医疗机构服务质量信息发布和传递机制，完善医疗服务市场的基础设施。

目前，我国公开的医疗信息还仅限于传染病、大面积污染及其他突发公共卫生事件，尚未建立医疗机构服务质量和医疗安全的信息公开发布制度，它可以大大缓解医疗信息的严重不对称问题，也可以一定程度上约束医疗机构和医疗服务人员的不当行为。这种制度对于我国来说尤为重要。在医疗保险管理机构的职能尚未充分发挥之前，每个患者的诊疗决策受个人对医疗机构和医疗服务人员水平和服务质量的影响非常大。而实际上，患者很难获得真实、准确、全面的信息。这也是优质医疗服务受到过度追捧的原因之一。

第三，制定公平的市场竞争规则。不歧视民营医疗机构，不优待公立医疗机构，促使各种医疗机构之间适度的、良性的竞争性市场化行为，从而优化医疗资源的配置和流动。

第四，作为产权所有者，实施对公立医院有效的监管。从效益、价格、质量等方面进行事前、事中和事后的全方位的指标考核。

第五，与其他社会力量一起监督医疗服务市场中所有的竞争性主体，对医疗价格过高、医疗服务质量不达标的行为做到及时发现，及时惩罚。

附录 2009 年后我国重要医疗卫生政策要点

◆ **2009 年 3 月 17 日，《中共中央国务院关于深化医药卫生体制改革的意见》（中发〔2009〕6 号）**

（1）新医改的总体目标：到 2020 年基本建立覆盖城乡居民的基本医疗卫生制度。基本医疗卫生制度由公共卫生服务体系、医疗服务体系、医疗保障体系、药品供应保障体系四大体系组成，四位一体、相辅相成，配套建设、协调发展。

（2）首次确立基本公共卫生服务均等化目标，从 2009 年起逐步向城乡居民统一提供疾病预防控制、妇幼保健、健康教育等基本公共卫生服务。

（3）作为医改方案近期将重点抓好的五项改革之一，推进公立医院改革试点，完善公立医院经济补偿政策，逐步解决"以药补医"问题。改革公立医院管理体制、运行机制和监管机制，积极探索政事分开、管办分开的有效形式，并完善医院法人治理结构。

（4）加快形成多元化办医格局，鼓励民营资本举办非营利性医院。

◆ **2009 年 3 月 18 日，《医药卫生体制改革近期重点实施方案（2009～2011 年）》（国发〔2009〕12 号）**

（1）2009～2011 年重点抓好五项改革。经初步测算，为实现改革目标，2009～2011 年各级政府需要投入 8 500 亿元，其中中央政府投入 3 318 亿元。

（2）第一项，加快推进基本医疗保障制度建设。要扩大基本医疗保障覆盖面，提高基本医疗保障水平，规范基本医疗保障基金管理，完善城乡医疗救助制度，提高基本医疗保障管理服务水平。三年内，城镇职工基本医疗保险（以下简称城镇职工医保）、城镇居民基本医疗保险（以下简称城镇居民医保）和新型农村合作医疗（以下简称新农合）覆盖城乡全体居民，参保率均提高到90%以上。2010年，各级财政对城镇居民医保和新农合的补助标准提高到每人每年120元，并适当提高个人缴费标准。

（3）第二项，建立国家基本药物目录遴选调整管理机制。2009年初公布国家基本药物目录；要初步建立基本药物供应保障体系，建立基本药物优先选择和合理使用制度。

（4）第三项，加强基层医疗卫生机构建设。完善农村三级医疗卫生服务网络。发挥县级医院的龙头作用，三年内中央重点支持2 000所左右县级医院（含中医院）建设，使每个县至少有1所县级医院基本达到标准化水平。完善乡镇卫生院、社区卫生服务中心建设标准。制定并实施免费为农村定向培养全科医生和招聘执业医师计划。用三年时间，分别为乡镇卫生院、城市社区卫生服务机构和村卫生室培训医疗卫生人员36万人次、16万人次和137万人次。

（5）第四项，基本公共卫生服务覆盖城乡居民。增加国家重大公共卫生服务项目，加强公共卫生服务能力建设，保障公共卫生服务所需经费。2009年人均基本公共卫生服务经费标准不低于15元，2011年不低于20元。中央财政通过转移支付对困难地区给予补助。

（6）第五项，推进公立医院改革试点。要改革公立医院管理体制、运行机制和监管机制，推进公立医院补偿机制改革，加快形成多元办医格局。公立医院改革2009年开始试点，2011年逐步推开。

◆ **2009 年 4 月 8 日，《关于全面开展城镇居民基本医疗保险工作的通知》（人社部发〔2009〕35 号）**

2009年全国所有城市开展城镇居民基本医疗保险工作。2009年新开展这项工作的城市，原则上第二季度启动实施，参保率力争达到50%以上。2009年前已开展试点的城市，参保率力争达到80%以上。

◆ **2010 年 2 月 11 日,《关于公立医院改革试点的指导意见》(卫医管发〔2010〕20 号)**

在坚持实行政事分开、管办分开、医药分开、营利性和非营利性分开等指导思想的前提下,坚持公平与效率统一,政府主导与发挥市场机制相结合等原则,在全国选出 16 个有代表性的城市,作为国家联系指导的公立医院改革试点城市,2010 年开始推进公立医院改革试点工作。

◆ **2010 年 11 月 19 日,《建立和规范政府办基层医疗卫生机构基本药物采购机制指导意见》(国办发〔2010〕56 号)**

(1) 对政府办基层医疗卫生机构使用的基本药物实行以省(区、市)为单位集中采购、统一配送。由省级卫生行政部门确定的采购机构作为采购主体负责基本药物采购,与政府办基层医疗卫生机构签定授权或委托协议,与药品供应商签订购销合同并负责合同执行。

(2) 坚持量价挂钩,通过编制采购计划,明确采购数量(暂无法确定数量的采用单一货源承诺方式),实现一次完成采购全过程,签订购销合同,并严格付款时间。充分发挥批量采购的优势。

(3) 坚持质量优先,价格合理的原则。

◆ **2011 年 3 月 30 日,《关于开展按病种收费方式改革试点有关问题的通知》(发改价格〔2011〕674 号)**

对临床路径规范,治疗效果明确的常见病和多发病领域,逐步开展按病种收费试点工作。已经开展按病种收费试点的地区,可结合国家公布的 104 个病种逐步扩大试点范围;尚未开展按病种收费试点的地区,可在国家公布的 104 个病种范围内遴选部分病种进行试点。

◆ **2011 年 7 月 1 日,《关于建立全科医生制度的指导意见》(国发〔2011〕23 号)**

(1) 总体目标。到 2020 年,在我国初步建立起充满生机和活力的全科医生制度,基本形成统一规范的全科医生培养模式和"首诊在基层"的服务模式,全科医生与城乡居民基本建立比较稳定的服务关系,基本实现城乡每万名居民有 2~3 名合格的全科医生。

(2) 将全科医生培养逐步规范为"5 + 3"模式,即先接受 5 年的临床医学（含中医学）本科教育，再接受 3 年的全科医生规范化培养。

（3）近期要采取多种措施加强全科医生培养：大力开展基层在岗医生转岗培训；强化定向培养全科医生的技能培训；提升基层在岗医生的学历层次；鼓励医院医生到基层服务。

（4）引导全科医生以多种方式执业；推行全科医生与居民建立契约服务关系；逐步建立基层首诊和分级医疗管理制度，明确各级医院出入院标准和双向转诊机制。

◆ 2012 年 6 月 7 日，《关于县级公立医院综合改革试点意见》（国办发〔2012〕33 号）

（1）把县级医院改革放在突出位置，作为公立医院改革的重点全面推进。

（2）围绕政事分开、管办分开、医药分开、营利性和非营利性分开的改革要求，以破除以药补医为关键环节，以改革补偿机制和落实医院自主经营管理权为切入点，统筹推进管理体制、补偿机制、人事分配、价格机制、医保支付制度、采购机制、监管机制等综合改革。

（3）统筹县域医疗卫生体系发展，力争使县域内就诊率提高到90％左右，基本实现大病不出县。

◆ 2012 年 8 月 24 日，《关于开展城乡居民大病保险工作的指导意见》（发改社会〔2012〕2605 号）

（1）大病保险保障对象为城镇居民医保、新农合的参保（合）人，保障范围与城镇居民医保、新农合相衔接；所需要的资金从城镇居民医保基金、新农合基金中划出，不再额外增加群众个人缴费负担。城镇居民医保、新农合应按政策规定提供基本医疗保障。大病保险主要在参保（合）人患大病发生高额医疗费用的情况下，对城镇居民医保、新农合补偿后需个人负担的合规医疗费用给予保障。

（2）实际支付比例不低于50％；按医疗费用高低分段制定支付比例，原则上医疗费用越高支付比例越高。

（3）通过政府招标选定承办大病保险的商业保险机构。中标后以保险合同形式承办大病保险，承担经营风险，自负盈亏。商业保险机构承办大病保险的保费收入，按现行规定免征营业税。

◆ **2013 年 12 月 30 日，《关于加快发展社会办医的若干意见》** （国卫体改发〔2013〕54 号）

（1）优先支持社会资本举办非营利性医疗机构，加快形成以非营利性医疗机构为主体、营利性医疗机构为补充的社会办医体系。

（2）进一步放宽境外资本在内地设立独资医院的范围，将香港、澳门和台湾服务提供者在内地设立独资医院的地域范围扩大到地级以上城市；其他具备条件的境外资本可在中国（上海）自由贸易试验区等特定区域设立独资医疗机构。

（3）鼓励社会资本直接投向资源稀缺及满足多元需求服务领域，举办康复医院、老年病医院、护理院、临终关怀医院等医疗机构，鼓励社会资本举办高水平、规模化的大型医疗机构或向医院集团化发展。

◆ **2014 年 1 月 28 日，《关于加快推进城乡居民大病保险工作的通知》** （国医改办发〔2014〕1 号）

已开展城乡居民大病保险试点的省份在总结经验的基础上逐步扩大实施范围；尚未开展试点的省份，要在 2014 年 6 月底前启动试点工作。大病保险筹资标准、待遇水平、年度收支情况等要向社会公开，接受社会监督。

◆ **2014 年 3 月 26 日，《关于推进县级公立医院综合改革的意见》** （国卫体改发〔2014〕12 号）

（1）每个县（市）要办好 1~2 所县级公立医院。按照"填平补齐"原则，继续推进县级医院建设，30 万人口以上的县（市）至少有一所医院达到二级甲等水平。

（2）鼓励县级公立医院使用国产设备和器械。加强县中医院和县医院中医科基本条件和能力建设，积极引导医疗机构开展成本相对较低、疗效相对较好的中医药诊疗服务。

（3）严格控制县级公立医院床位规模和建设标准，严禁举债建设和举债购置大型医用设备。

（4）县级公立医院补偿由服务收费、药品加成收入和政府补助三个渠道改为服务收费和政府补助两个渠道，取消药品加成政策。医院由此减少的合理收入，通过调整医疗技术服务价格和增加政府投入，以及医院加强核算、节约运行成本等多方共担。

◆ **2014 年 4 月 1 日，《关于确定县级公立医院综合改革第二批试点县的通知》（国卫体改发〔2014〕13 号）**

要求 2014 年县级公立医院综合改革试点覆盖 50% 以上的县（市），2015 年全面推开。确定了 700 个试点县。

◆ **2014 年 7 月 25 日，《关于开展设立外资独资医院试点工作的通知》（国卫医函〔2014〕244 号）**

（1）即日起允许境外投资者通过新设或并购的方式在北京市、天津市、上海市、江苏省、福建省、广东省、海南省设立外资独资医院。除香港、澳门和台湾投资者外，其他境外投资者不得在上述省（市）设置中医类医院。

（2）外资独资医院的设置审批权限下放到省级。

◆ **2014 年 11 月 5 日，《推进和规范医师多点执业的若干意见》（国卫医发〔2014〕86 号）**

（1）允许临床、口腔和中医类别医师多点执业。多点执业的医师应当具有中级及以上专业技术职务任职资格，从事同一专业工作满 5 年；身体健康，能够胜任医师多点执业工作；最近连续两个周期的医师定期考核无不合格记录。

（2）医师与第一执业地点医疗机构在协商一致的基础上，签订聘用（劳动）合同，明确人事（劳动）关系和权利义务，并参加社会保险；与拟多点执业的其他医疗机构分别签订劳务协议，鼓励通过补充保险或商业保险等方式提高医师的医疗、养老保障水平。

◆ **2015 年 2 月 9 日，《关于完善公立医院药品集中采购工作的指导意见》（国办发〔2015〕7 号）**

（1）坚持药品集中采购方向不变，将公立医院用药全部放在省级集中采购平台采购。采购周期原则上一年一次。

（2）对公立医院药品实行分类采购：对临床用量大、采购金额高、多家企业生产的基本药物和非专利药品，由省级药品采购机构采取双信封制公开招标采购，医院作为采购主体，按中标价格采购药品；对部分专利药品、独家生产药品，建立公开透明、多方参与的价格谈判机制，谈判结果在国家药品供应保障综合管理信息平台上公布，医院按谈判结果采购药品；对妇儿专科非专利药品、急（抢）救药品、基础输液、临床用量小的药品（上述药品的具体范围由各省区市确定）和常用低价药品，实行集中挂网，由医院直接采购；对临床必需、用量小、市场供应短缺的药品，由国家招标定点生产、议价采购；对麻醉药品、精神药品、防治传染病和寄生虫病的免费用药、国家免疫规划疫苗、计划生育药品及中药饮片，按国家现行规定采购。

◆ **2015 年 3 月 6 日，《关于进一步加强乡村医生队伍建设的实施意见》（国办发〔2015〕13 号）**

（1）建立"村来村往"后备力量培养制度。实施农村订单定向医学生免费培养，落实面向村卫生室的 3 年制中、高职免费医学生培养。免费医学生主要招收农村生源。

（2）建立乡村全科执业助理医师制度。在现行的执业助理医师资格考试中增设乡村全科执业助理医师资格考试，考试合格的发放乡村全科执业助理医师资格证书，限定在乡镇卫生院和村卫生室执业。

（3）坚持通过购买服务确保乡村医生合理收入的原则，在 2014 年将农村地区新增的人均 5 元基本公共卫生服务补助资金全部用于乡村医生的基础上，2015 年新增的人均 5 元基本公共卫生服务补助资金仍然全部用于乡村医生，用于加强村级基本公共卫生服务工作。

◆ **2015 年 3 月 6 日，《全国医疗卫生服务体系规划纲要（2015～2020 年）》（国办发〔2015〕14 号）**

（1）到 2020 年，每千常住人口医疗卫生机构床位数控制在 6 张，其中，医院床位数 4.8 张，基层医疗卫生机构床位数 1.2 张。在医院床位中，公立医院床位数 3.3 张，按照每千常住人口不低于 1.5 张为社会办医院预留规划空间。

（2）到 2020 年，实现全员人口信息、电子健康档案和电子病历三大数据库基本覆盖全国人口，建成互联互通的国家、省、市、县四级人口健康信息平台。

（3）加强大型医用设备配置规划和准入管理，严控公立医院超常装备。逐步建立大型设备共用、共享、共管机制。推进有条件的地区开展集中检查检验和检查检验结果互认。

（4）严格控制公立医院单体（单个执业点）床位规模的不合理增长，县办综合性医院床位数一般以 500 张左右为宜，50 万人口以上的县可适当增加，100 万人口以上的县原则上不超过 1 000 张；市办综合性医院床位数一般以 800 张左右为宜，500 万人口以上的地市可适当增加，原则上不超过 1 200 张；省办及以上综合性医院床位数一般以 1 000 张左右为宜，原则上不超过 1 500 张。

（5）到 2020 年，实现政府在每个乡镇办好 1 所标准化建设的乡镇卫生院，在每个街道办事处范围或每 3 万～10 万居民规划设置 1 所社区卫生服务中心。

（6）到 2020 年，每千常住人口执业（助理）医师数达到 2.5 人，注册护士数达到 3.14 人，医护比达到 1：1.25，市办及以上医院床护比不低于 1：0.6，公共卫生人员数达到 0.83 人。

（7）到 2020 年，每千常住人口基层卫生人员数达到 3.5 人以上，基本实现城乡每万名居民有 2～3 名合格的全科医生，原则上按照每千服务人口不少于 1 名的标准配备乡村医生，每所村卫生室至少有 1 名乡村医生执业。

◆ **2015 年 4 月 21 日，《关于进一步完善医疗救助制度全面开展重特大疾病医疗救助工作的意见》（国办发〔2015〕30 号）**

（1）城市医疗救助制度和农村医疗救助制度于 2015 年底前合并实施，实现城乡困难群众在医疗救助方面的权利公平、机会公平、规则公平和待遇公平。

（2）进一步扩大救助对象范围。除了把最低生活保障家庭成员和特困供养人员作为重点救助对象，还要逐步将低收入家庭的老年人、未成年人、重度残疾人和重病患者等困难群众以及县级以上人民政府规定的其他特殊困难人员纳入救助范围。

（3）加大救助力度，在2015年年底之前全面推开重特大疾病医疗救助。

（4）在用药范围、定点医疗机构、诊疗服务项目等方面进一步拓展。

（5）提高救助水平，通过基本医疗保险、城乡居民大病保险等各类保险发挥作用，以及重特大疾病医疗救助进行兜底，如果政策落实到位，2015年底生活困难大病救助家庭的报销比例可达96%。

◆　**2015年4月23日，《关于全面推开县级公立医院综合改革的实施意见》（国办发〔2015〕33号）**

（1）2015年，在全国所有县（市）的县级公立医院破除以药补医，以管理体制、运行机制、服务价格调整、人事薪酬、医保支付等为重点，全面推开县级公立医院综合改革。

（2）2017年，现代医院管理制度基本建立，县域医疗卫生服务体系进一步完善，县级公立医院看大病、解难症水平明显提升，基本实现大病不出县。

◆　**2015年5月4日，《推进药品价格改革的意见》（发改价格〔2015〕904号）**

自2015年6月1日起，除麻醉药品和第一类精神药品外，取消原政府制定的药品价格。麻醉、第一类精神药品仍暂时由国家发展改革委实行最高出厂价格和最高零售价格管理。

◆　**2015年5月6日，《关于城市公立医院综合改革试点的指导意见》（国办发〔2015〕38号）**

（1）基本目标是破除公立医院逐利机制，落实政府的领导责任、保障责任、管理责任、监督责任，建立起维护公益性、调动积极性、保障可持续的运行新机制；构建起布局合理、分工协作的医疗服务体系和分级诊疗就医格局，有效缓解群众看病难、看病贵问题。2015年进一步扩大城市公立医院综合改革试点。到2017年，改革试点全面推开。

（2）重点任务包括七个方面：一是改革公立医院管理体制。建立高效的政府办医体制，落实公立医院自主权，建立以公益性为导向的考核评价机制，加强精细化管理，完善多方监管机制。二是建立维护公益性、调动积极性、保障可持续的公立医院运行新机制。破除以药补医机制，降低药品和医用耗材费用，理顺医疗服务价格，落实政府投入责任。三是强化医保支付和监控作用。深化医保支付方式改革，逐步提高保障绩效。四是建立符合医疗行业特点的人事薪酬制度。深化编制人事制度改革，合理确定医务人员薪酬水平，强化医务人员绩效考核。五是构建各类医疗机构协同发展的服务体系。优化城市公立医院规划布局，推进社会力量参与公立医院改革，强化分工协作机制，加强人才队伍培养和提升服务能力。六是推动建立分级诊疗制度。构建分级诊疗服务模式，完善相应的医保政策。七是加快推进医疗卫生信息化建设。加强区域医疗卫生信息平台建设，推进医疗信息系统建设与应用。

◆ **2015 年 6 月 11 日，《关于促进社会办医加快发展的若干政策措施》（国办发〔2015〕45 号）**

（1）进一步放宽准入。清理规范医疗机构设立审批；公开区域医疗资源规划情况；减少运行审批限制；控制公立医院规模，规范公立医院改制。

（2）拓宽投融资渠道。加强财政资金扶持；丰富筹资渠道；优化融资政策。

（3）促进资源流动和共享。促进大型设备共建共享；推进医师多点执业；加强业务合作。

（4）优化发展环境。落实医疗机构税收政策；将社会办医纳入医保定点范围；提升临床水平和学术地位；规范收费政策；完善监管机制；营造良好氛围。

◆ **2015 年 7 月 28 日，《关于全面实施城乡居民大病保险的意见》（国办发〔2015〕57 号）**

（1）2015 年底前，大病保险覆盖所有城乡居民基本医保参保人群，支付比例应达到 50% 以上，并随着大病保险筹资能力、管理水平不断提高，进一步提高支付比例。

（2）到 2017 年，建立起比较完善的大病保险制度，与医疗救助等制度紧密衔接，提升城乡居民医疗保障的公平性。

◆　**2015 年 7 月 28 日，《县级公立医院成本核算操作办法》（国卫办财务发〔2015〕39 号）**

（1）规范县级医院成本核算办法，统一核算口径，提高成本信息的真实性和可比性。

（2）各地开发或采购符合本地成本核算工作需要的信息系统，将县级医院现有 HIS、RIS、病案、人事、财务、物资、资产、供应等管理信息系统与成本核算软件有效衔接。

（3）医院为开展医疗服务活动而发生的各种消耗算作医院成本，包括人员经费、药品费、卫生材料费等项目，应单独设立明细科目进行会计核算。各类科室发生的间接成本应本着相关性、成本效益关系及重要性等原则，运用阶梯分摊法原理，按照分项分步结转的方式进行分摊，最终将所有成本分摊到临床科室。

◆　**2015 年 9 月 8 日，《关于推进分级诊疗制度建设的指导意见》（国办发〔2015〕70 号）**

（1）到 2017 年，分级诊疗政策体系逐步完善，医疗卫生机构分工协作机制基本形成。分级诊疗试点工作应当达到以下标准：基层医疗卫生机构建设达标率≥95%，基层医疗卫生机构诊疗量占总诊疗量比例≥65%，居民 2 周患病首选基层医疗卫生机构的比例≥70%。

（2）到 2020 年，基层首诊、双向转诊、急慢分治、上下联动的分级诊疗模式逐步形成，基本建立符合国情的分级诊疗制度。

（3）城市三级医院主要提供急危重症和疑难复杂疾病的诊疗服务。城市二级医院主要接收三级医院转诊的急性病恢复期患者、术后恢复期患者及危重症稳定期患者。县级医院主要提供县域内常见病、多发病诊疗，以及急危重症患者抢救和疑难复杂疾病向上转诊服务。基层医疗卫生机构和康复医院、护理院等为诊断明确、病情稳定的慢性病患者、康复期患者、老年病患者、晚期肿瘤患者等提供治疗、康复、护理服务。

（4）完善双向转诊程序，建立健全转诊指导目录，重点畅通慢性期、恢复期患者向下转诊渠道，逐步实现不同级别、不同类别医疗机构之间的有序转诊。

◆ **2015 年 10 月 14 日，《关于全面推进国家新型农村合作医疗信息平台建设工作的通知》（国卫办基层函〔2015〕870 号）**

（1）全面推进国家新农合平台与省级新农合平台和医院信息系统的联通工作。已与国家新农合平台实现联通的省份（北京市、内蒙古自治区、吉林省、江苏省、安徽省、河南省、湖北省、湖南省、海南省），进一步提高数据上传质量，通过省级新农合平台联通省内所有二级以上医院。

（2）2015 年拟联通省份应于年底前完成省级新农合平台数据交换网络环境搭建和系统改造，启动新农合数据上传工作。并于 2015 年底前选择部分统筹地区和定点医疗机构，开展跨省就医费用核查和结报试点，同时督促省内二级以上医院改造信息系统，上传跨省就医数据。2015 年拟联通省份：河北省、山西省、辽宁省、黑龙江省、上海市、福建省、广西壮族自治区、四川省、贵州省、甘肃省、新疆维吾尔自治区。

◆ **2015 年 10 月 27 日，《关于控制公立医院医疗费用不合理增长的若干意见》（国卫体改发〔2015〕89 号）**

（1）到 2016 年上半年，各地确定并量化区域医疗费用增长幅度，定期公示主要监测指标，初步建立公立医院医疗费用监测体系，医疗费用不合理增长的势头得到初步遏制。到 2017 年底，公立医院医疗费用控制监测和考核机制逐步建立健全，参保患者医疗费用中个人支出占比逐步降低。

（2）综合控制措施：规范医务人员诊疗行为，重点加强对用药、耗材、大型医学检查等行为的监管；强化医疗机构内控制度，提高内部运行效率；严格控制公立医院规模，严禁公立医院举债建设，严格控制建设标准；降低药品耗材虚高价格，完善药品集中招标采购，实施高值医用耗材阳光采购；推进医保支付方式改革，建立医疗机构和医务人员规范诊疗行为的内在激励机制；破除以药补医，建立公立医院科学的补偿机制；构建分级诊疗体系，提高医疗服务体系的整体效率；实施全民健康促进和健康管理，从源头上控制医疗费用增长。

（3）21 个检测指标。在费用变化方面，包括区域医疗费用增长、门诊病人次均费用及增幅、住院病人人均医药费用及增幅、10 种典型单病种例均费用等指标；居民负担情况方面，包括参保患者个人卫生支出比例、医保目录外费用比例等指标；医疗服务体系整体效率方面，包括城市三级综合医院普通门诊就诊人次占比、住院的人次人头比、手术类型构成比等指标；医疗机构收入结构方面，包括门诊、住院收入占医疗收入的比重，药品收入、检查化验收入、卫生材料收入等占医疗收入比重等指标；运行管理效率方面，包括百元医疗收入消耗的卫生材料费用、平均住院日、管理费用率和资产负债率等指标。

◆ **2015 年 11 月 18 日，《关于推进医疗卫生与养老服务相结合指导意见》（国办发〔2015〕84 号）**

（1）到 2020 年，符合国情的医养结合体制机制和政策法规体系基本建立，医疗卫生和养老服务资源实现有序共享，医养结合服务网络基本形成。所有医疗机构开设为老年人提供挂号、就医等便利服务的绿色通道，所有养老机构能够以不同形式为入住老年人提供医疗卫生服务，基本适应老年人健康养老服务需求。

（2）重点任务。第一，建立健全医疗卫生机构与养老机构合作机制。第二，支持养老机构开展医疗服务。第三，推动医疗卫生服务延伸至社区、家庭。第四，鼓励社会力量兴办医养结合机构。第五，鼓励医疗卫生机构与养老服务融合发展。

◆ **2015 年 12 月 10 日，《关于加强公立医疗卫生机构绩效评价的指导意见》（国卫人发〔2015〕94 号）**

（1）进行机构和人员两个层面的评价，重点突出机构评价。机构绩效评价结果信息向社会公开。人员考核结果记入个人档案，并在本单位内公开。

（2）以社会效益、服务提供、综合管理、可持续发展为一级指标，分别下设二级指标和三级参考指标，对公立医院、基层医疗卫生机构、专业公共卫生机构和卫生计生监督执法机构分类评价。

（3）机构绩效评价。以运用信息技术采集绩效评价相关数据为主，综合运用现场核查、专题访谈及问卷调查等手段，依据评价指标

体系和标准进行综合分析，形成评价结论。卫生计生行政部门、中医
药管理部门会同有关部门根据绩效评价结果对医疗卫生机构进行奖
惩，并与财政补助力度、医保基金支付、薪酬总体水平、医疗卫生机
构等级评审等挂钩。对医疗卫生机构的绩效评价工作原则上按年度
进行。

（4）人员绩效评价。按照干部人事管理权限，对公立医疗卫生
机构负责人实施年度和任期目标责任考核。评价结果与医疗卫生机构
负责人和职工的薪酬发放、岗位聘用、个人职业发展与管理等方面激
励约束挂钩，并作为职务任免的重要参考。

参 考 文 献

［1］陈富良、吴晓云：《制度偏好差异与医药分业的困境》，载《当代财经》2011 年第 6 期。

［2］陈浩：《卫生投入对中国健康人力资本及经济增长影响的结构分析》，载《中国人口科学》2010 年第 2 期。

［3］陈家应、龚幼龙、舒宝刚、严非：《卫生服务公平性研究的理论与现实意义》，载《中国卫生资源》2000 年第 4 期。

［4］陈新：《加强医院内部管理，缓解"看病难，看病贵"》，载《行政管理》2011 年第 18 期。

［5］邓国营、窦晨彬、龚勤林：《医疗机构性质、医疗费用与服务质量》，载《经济评论》2013 年第 1 期。

［6］封进、秦蓓：《中国农村医疗消费行为变化及其政策含义》，载《世界经济文汇》2006 年第 1 期。

［7］封进、宋铮：《中国农村医疗保障制度：一项基于异质性个体决策行为的理论研究》，载《经济学季刊》2007 年第 3 期。

［8］封进、余央央、秦蓓：《中国农村医疗负担解析：如何为穷人减负》，讨论稿，2006 年。

［9］高春亮、毛丰付、余晖：《激励机制、财政负担与中国医疗保障制度演变——基于建国后医疗制度相关文件的解读》，载《管理世界》2009 年第 4 期。

［10］高梦滔、姚洋： 《性别，生命周期与家庭内部健康投资——中国农户就诊的经验证据》，载《经济研究》2004 年第 7 期。

［11］顾昕：《公共财政转型与政府卫生筹资责任的回归》，载《中国社会科学》2010 年第 2 期。

［12］顾昕：《全球性医疗体制改革的大趋势》，载《中国社会科学》2005 年第 6 期。

［13］胡琳琳、胡鞍钢：《从不公平到更加公平的卫生发展：中国城乡疾病模式差距分析与建议》，载《管理世界》2003 年第 1 期。

［14］康海燕：《浅谈"医药分开"与"看病贵"的联系》，载《中国卫生事业管理》2008 年第 10 期。

［15］寇宗来：《"以药养医"与"看病贵、看病难"》，载《世界经济》2010 年第 1 期。

［16］梁维萍、郑建中、韩颖、覃凯、贺鹭：《农村居民收入与医疗服务需求及其弹性研究》，载《中国农村卫生事业管理》2005 年第 10 期。

［17］林相森、舒元：《我国居民医疗支出的影响因素分析》，载《南方经济》2007 年第 6 期。

［18］林相森：《患病概率与医疗消费的城乡不平等》，载《华中科技大学学报（社科版）》2007 年第 4 期。

［19］陆斌杰：《"区域整体医疗改革"探索问卷调查分析》，载《中国卫生事业管理》2011 年第 10 期。

［20］孟令芸：《我国综合医院编外人员现状及管理对策研究》，山东大学硕士论文，2010 年。

［21］邱童、顾海：《对"看病难、看病贵"问题的解析及解决建议》，载《卫生软科学》2006 年第 6 期。

［22］曲乃强、袁庆辉、靖雪妍：《社区卫生服务可持续发展的瓶颈问题分析及对策探讨》，载《中国卫生经济》2009 年第 9 期。

［23］宋晓梧：《建国 60 年我国医疗保障体系的回顾与展望》，载《中国卫生政策研究》2009 年第 10 期。

［24］王红漫：《新农合定点医疗服务利用与农民"看病难、看病贵"问题实证研究——北京地区 2009 年调查数据分析》，载《中国软科学》2011 年第 7 期。

［25］王俊、昌忠泽、刘宏：《中国居民卫生医疗需求行为研究》，载《经济研究》2008 年第 7 期。

［26］王颖、崔欣、李程跃：《从"看病贵"问题看我国医疗保障制度的变革及其存在的问题》，载《中国卫生经济》2010年第2期。

［27］卫生部统计信息中心：《第二次国家卫生服务调查主要结果的初步报告》，载《中国卫生质量管理》1999年第3期。

［28］卫生部统计信息中心：《第三次国家卫生服务调查分析报告》，载《中国医院》2005年第3期。

［29］魏众、B·古斯塔夫森：《中国居民医疗支出不公平性分析》，载《经济研究》2005年第12期。

［30］吴晓东、程启智：《论"看病难、看病贵"问题的解决——基于政府管制的视角》，载《江西社会科学》2009年第9期。

［31］修燕、徐飚：《卫生服务公平性研究》，载《中国卫生事业管理》2002年第6期。

［32］姚中杰、尹建中、徐忠欣：《我国看病难、看病贵的形成机理解析》，载《山东社会科学》2011年第9期。

［33］张录法、黄丞：《新医改能否短期切实缓解"看病难、看病贵"》，载《人口与经济》2010年第5期。

［34］张鹭鹭、胡善联、魏颖、傅征、吴明：《区域内城乡居民医疗服务需要、需求及其影响因素分析》，载《中国卫生经济》2002年第3期。

［35］张新庆、陈虹、刘大钺、谢文、刘秋生：《十家民营医院执业环境不佳的诱因分析》，载《中国卫生政策研究》2009年第10期。

［36］赵曼：《中国医疗保险制度改革回顾与展望》，载《湖北社会科学》2009年第7期。

［37］赵郁馨、张毓辉、唐景霞、王丽、万泉、陶四：《卫生服务利用公平性案例研究》，载《中国卫生经济》2005年第7期。

［38］朱利安·图德·哈特：《医疗服务的政治经济学》，格致出版社2014年版。

［39］庄一强：《中国民营医院发展报告2014》，社会科学文献出

版社 2014 年版。

[40] Amemiya, Takeshi, 1984: Tobit Models: A Survey, Journal of Econometrics, Vol. 24, No. 1.

[41] Arabmazar, Abbas, and Peter Schmidt, 1982: An investigation of the robustness of the Tobit estimator to non-normality, Econometrica: Journal of the Econometric Society, Vol. 50, No. 4.

[42] Arabmazar A., Schmidt P., 1981: Further Evidence on the Robustness of the Tobit Estimator to Heteroskedasticity, Journal of Econometrics, Vol. 17, No. 2.

[43] Braveman, P., Tarimo, E., Creese, A., Monasch, R. and Nelson, L., 1996: Equity in Health and Health Care: A WHO/SIDA Initiative, Geneva: WHO.

[44] Chay, Kenneth Y., and James L. Powell, 2001: Semiparametric Censored Regression Models, Journal of Economic Perspectives, Vol. 15, No. 4.

[45] Cropper, Maureen L., 1977: Health, Investment in Health, and Occupational Choice, The Journal of Political Economy, Vol. 85, No. 6.

[46] Culyer, A. J., 2006: Equity of What in Healthcare? Why the Traditional Answers Don't Help Policy and What to Do in the Future, Healthcare Papers, Vol. 8, No. 26.

[47] Dardanoni, Valentino and Adam Wagstaff, 1990: Uncertainty and the Demand for Medical Care, Journal of Health Economics, Vol. 9, No. 1.

[48] Deb, Partha, and Pravin K. Trivedi, 2002: The Structure of Demand for Health Care: Latent Class Versus Two-part Models, Journal of Health Economics, Vol. 21, No. 4.

[49] Dixit, Avinash K., and Robert S. Pindyck, 1994: Investment under Uncertainty, Princeton University Press.

[50] Duan, N., Manning, W. G., Morris, C. N. and Newhouse,

J. P. , 1984: Choosing between the Sample-selection Model and the Multipart Model, Journal of Business & Economic Statistics, Vol. 2, No. 3.

[51] Duan, Naihua, Willard G. Manning, Jr. , Carl N. Morris and Joseph P. Newhouse, 1983: A Comparison of Alternative Models for the Demand for Medical Care, Journal of Business & Economic Statistics, Vol. 1, No. 2.

[52] Ehrlich, Isaac and Hiroyuki Chuma, 1990: A Model of the Demand for Longevity and the Value of Life Extension, Journal of Political Economy, Vol. 98, No. 4.

[53] Folland, Sherman, Allen C. Goodman and Miron Stano, 2007: The Economics of Health and Health Care, New Jersey: Pearson Prentice Hall.

[54] Freeman, D. G. , 2003: Is Health care a Necessity or a Luxury? Pooled Estimates of Income Elasticity from US State-level Data, Applied Economics, Vol. 35, No. 5.

[55] Gallant, A. Ronald and Douglas W. Nychka, 1987: Seminonparametric Maximum Likelihood Estimation, Econometrica: Journal of the Econometric Society, Vol. 55, No. 2.

[56] Gao, J. , Tang, S. , Tolhurst, R. and Rao, K. , 2001: Changing Access to Health Services in Urban China: Implications for Equity, Health Policy and Planning, Vol. 16, No. 3.

[57] Getzen, Thomas E. , 2000: Health Care Is an Individual Necessity and a National Luxury: Applying Multilevel Decision Models to the Analysis of Health Care Expenditures, Journal of Health Economics, Vol. 19, No. 2.

[58] Goodman, Allen C. , Miron Stano and John M. Tilford, 1999: Household Production of Health Investment: Analysis and Applications, Southern Economic Journal, Vol. 65, No. 4.

[59] Grossman, Michael, 1972: On the Concept of Health Capital and the Demand for Health, The Journal of Political Economy, Vol. 80,

No. 2.

[60] Grossman, Michael, 2004: The Demand for Health, 30 Years Later: a Very Personal Retrospective and Prospective Reflection, Journal of Health Economics, Vol. 23, No. 4.

[61] Grossman, Michael, 2000: The Human Capital Model, Handbook of Health Economics, Vol. 1, No. 1.

[62] Honoré, Bo E. , 1992: Trimmed LAD and Least Squares Estimation of Truncated and Censored Regression Models with Fixed Effects, Econometrica: Journal of the Econometric Society, Vol. 60, No. 3.

[63] Hsiao, William C. L. , 1995: The Chinese Health Care System: Lessons for Other Nations, Social Science & Medicine, Vol. 41, No. 8.

[64] Jacobson, Lena, 2000: The Family as Producer of Health—an Extended Grossman Model, Journal of Health Economics, Vol. 19, No. 5.

[65] Jones, Andrew M. , 2000: Health Econometrics, Handbook of Health Economics, Elsevier, Vol. 1A.

[66] Leibowitz, Arleen A. , 2004: The Demand for Health and Health Concerns After 30 Years, Journal of Health Economics, Vol. 23, No. 4.

[67] Liljas, Bengt, 1998: The Demand for Health with Uncertainty and Insurance, Journal of Health Economics, Vol. 17, No. 2.

[68] Liu, G. G. , Wu, X. , Peng, C. and Fu, A. Z. , 2003: Urbanization and Health Care in Rural China, Contemporary Economic Policy, Vol. 21, No. 1.

[69] Liu, Yuanli, William C. Hsiao and Karen Eggleston, 1999: Equity in Health and Health Care: the Chinese Experience, Social Science & Medicine, Vol. 49, No. 10.

[70] Manning, W. G. , Morris, C. N. , Newhouse, J. P. , Orr, L. L. , Duan, N. , Keeler, E. B. , ··· and Phelps, C. E. , 1981: A Two-part Model of the Demand for Medical Care: Preliminary Results from

the Health Insurance Study, Health, Economics, and Health Economics. Vol. 52, No. 2.

[71] Mocan, H. Naci, Erdal Tekin and Jeffrey S. Zax, 2004: The Demand for Medical Care in Urban China, World Development, Vol. 32, No. 2.

[72] Mullahy, John, 1998: Much Ado About Two: Reconsidering Retransformation and the Two-part Model in Health Econometrics, Journal of Health Economics, Vol. 17, No. 3.

[73] Picone, Gabriel, Martın Uribe and R. Mark Wilson, 1998: The Effect of Uncertainty on the Demand for Medical Care, Health Capital and Wealth, Journal of Health Economics, Vol. 17, No. 2.

[74] Pohlmeier, Winfried and Volker Ulrich, 1995: An Econometric Model of the two-part Decisionmaking Process in the Demand for Health Care, Journal of Human Resources, Vol. 30, No. 2.

[75] Powell, James L., 1984: Least Absolute Deviations Estimation for the Censored Regression Model, Journal of Econometrics, Vol. 25, No. 3.

[76] Selden, Thomas M., 1993: Uncertainty and Health Care Spending by the Poor: the Health Capital Model Revisited, Journal of Health Economics, Vol. 12, No. 1.

[77] Sidorenko, Alexandra, 2001: Stochastic Model of Demand for Medical Care with Endogenous Labour Supply and Health Insurance, Trade and Development. Vol. 41, No. 1.

[78] Stewart, Mark B., 2005: A Comparison of Semiparametric Estimators for the Ordered Response Model, Computational Statistics & Data Analysis, Vol. 49, No. 2.

[79] Sullivan, Christopher J., Jean Marie McGloin and Alex R. Piquero, 2008: Modeling the Deviant Y in Criminology: an Examination of the Assumptions of Censored Normal Regression and Potential Alternatives, Journal of Quantitative Criminology, Vol. 24, No. 4.

[80] Tobin, James, 1958: Estimation of Relationships for Limited

Dependent Variables, Econometrica: Journal of the Econometric Society, Vol. 26, No. 1.

[81] Vijverberg, Wim P. M. , 1987: Non-normality as Distributional Misspecification in Single – Equation, Oxford Bulletin of Economics and Statistics, Vol. 49, No. 4.

[82] Wagstaff, Adam, Eddy Van Doorslaer and Pierella Paci, 1991: On the Measurement of Horizontal Inequity in the Delivery of Health care, Journal of Health Economics, Vol. 10, No. 2.

[83] Wagstaff, Adam and Eddy Van Doorslaer, 2000: Equity in Health Care Finance and Delivery, Handbook of Health Economics, Elsevier, Vol. 1B.

[84] Wagstaff, Adam, and Magnus Lindelow, 2008: Can Insurance Increase Financial Risk?: The Curious Case of Health Insurance in China, Journal of Health Economics, Vol. 27, No. 4.

[85] Wagstaff, Adam, 1993: The Demand for Health: an Empirical Reformulation of the Grossman Model, Health Economics, Vol. 2, No. 2.

[86] WHO, 2000: World Health Report 2000—Health Systems: Improving Performance, World Health Organization.

[87] Wilhelm, Mark Ottoni, 2008: Practical Considerations for Choosing between Tobit and SCLS or CLAD Estimators for Censored Regression Models with an Application to Charitable Giving, Oxford Bulletin of Economics and Statistics, Vol. 70, No. 4.

[88] Wooldridge, Jeffrey M. , 2002: Econometric Analysis of Cross Section and Panel Data, The MIT Press.

[89] World Bank, 1997: Financing Health Care: Issues and Options for China, Washington: The International Bank for Reconstruction and Development.

[90] Zweifel, P. , Manning, W. G. , 2000, Moral Hazard and Consumer Incentives in Health Care, In: Culyer, A. J. , Newhouse, J. P. (Eds.), Handbook of Health Economics. Elsevier, Vol. 1A.